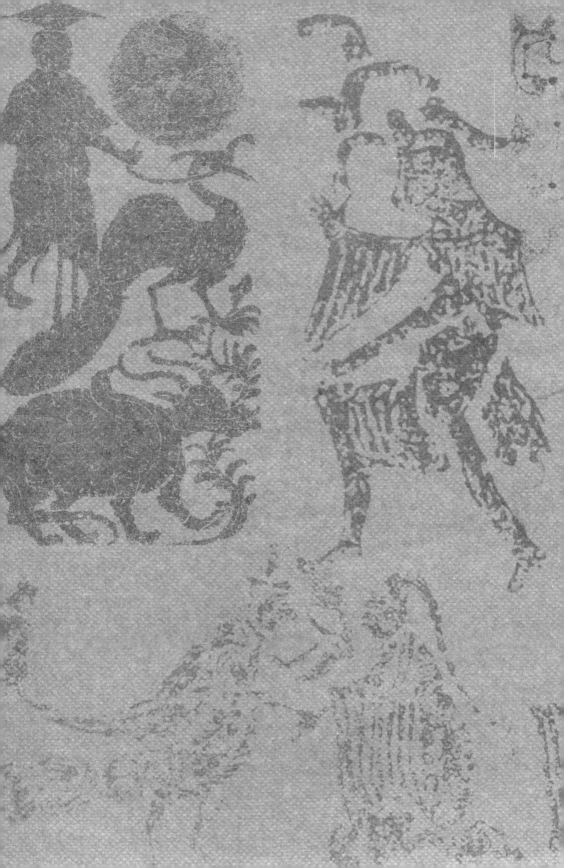

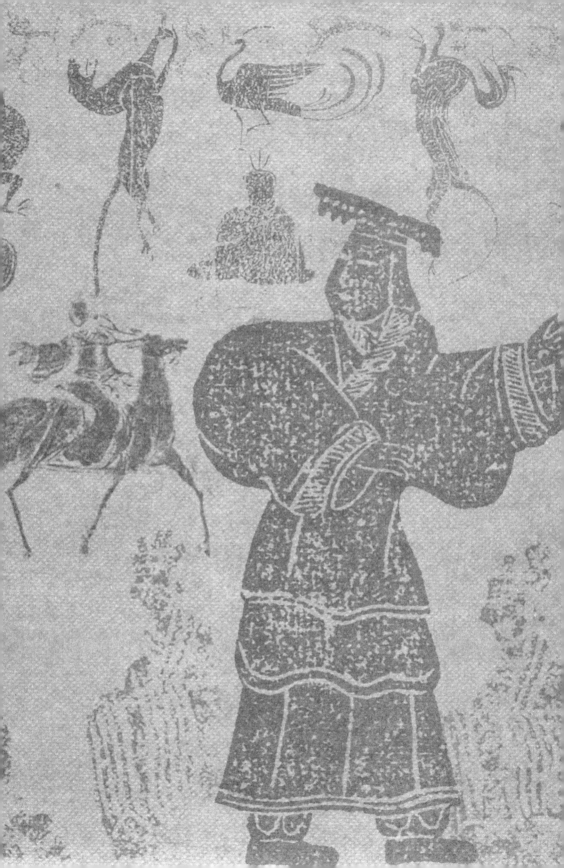

中国古医籍整理丛书

新刊药性要略大全

明·郑　宁　撰

卞雅莉　校注

中国中医药出版社

·北　京·

图书在版编目（CIP）数据

新刊药性要略大全/（明）郑宁撰；卞雅莉校注 . —北京：中国中医药出版社，2015. 12
（中国古医籍整理丛书）
ISBN 978 - 7 - 5132 - 2820 - 6

Ⅰ . ①新… Ⅱ . ①郑… ②卞… Ⅲ . ①中药学 - 药性 - 研究 - 中国 - 明代 Ⅳ . ①R285. 1

中国版本图书馆 CIP 数据核字（2015）第 257451 号

中 国 中 医 药 出 版 社 出 版
北京市朝阳区北三环东路 28 号易亨大厦 16 层
邮政编码 100013
传真 010 64405750
三河市鑫金马印装有限公司印刷
各地新华书店经销
*
开本 710 × 1000 1/16 印张 19 字数 107 千字
2015 年 12 月第 1 版 2015 年 12 月第 1 次印刷
书 号 ISBN 978 - 7 - 5132 - 2820 - 6
*
定价 58. 00 元
网址 www. cptcm. com

国家中医药管理局
中医药古籍保护与利用能力建设项目
组织工作委员会

主　任　委　员　王国强

副　主　任　委　员　王志勇　李大宁

执　行　主　任　委　员　曹洪欣　苏钢强　王国辰　欧阳兵

执行副主任委员　李　昱　武　东　李秀明　张成博

委　　　　员

各省市项目组分管领导和主要专家

（山东省）武继彪　欧阳兵　张成博　贾青顺

（江苏省）吴勉华　周仲瑛　段金廞　胡　烈

（上海市）张怀琼　季　光　严世芸　段逸山

（福建省）阮诗玮　陈立典　李灿东　纪立金

（浙江省）徐伟伟　范永升　柴可群　盛增秀

（陕西省）黄立勋　呼　燕　魏少阳　苏荣彪

（河南省）夏祖昌　刘文第　韩新峰　许敬生

（辽宁省）杨关林　康廷国　石　岩　李德新

（四川省）杨殿兴　梁繁荣　余曙光　张　毅

各项目组负责人

王振国（山东省）　　王旭东（江苏省）　　张如青（上海市）

李灿东（福建省）　　陈勇毅（浙江省）　　焦振廉（陕西省）

蔡永敏（河南省）　　鞠宝兆（辽宁省）　　和中浚（四川省）

项目专家组

顾　问　马继兴　张灿玾　李经纬

组　长　余瀛鳌

成　员　李致忠　钱超尘　段逸山　严世芸　鲁兆麟
　　　　　郑金生　林端宜　欧阳兵　高文柱　柳长华
　　　　　王振国　王旭东　崔　蒙　严季澜　黄龙祥
　　　　　陈勇毅　张志清

项目办公室（组织工作委员会办公室）

主　任　王振国　王思成

副主任　王振宇　刘群峰　陈榕虎　杨振宁　朱毓梅
　　　　　刘更生　华中健

成　员　陈丽娜　邱　岳　王　庆　王　鹏　王春燕
　　　　　郭瑞华　宋咏梅　周　扬　范　磊　张永泰
　　　　　罗海鹰　王　爽　王　捷　贺晓路　熊智波

秘　书　张丰聪

前　言

　　中医药古籍是传承中华优秀文化的重要载体，也是中医学传承数千年的知识宝库，凝聚着中华民族特有的精神价值、思维方法、生命理论和医疗经验，不仅对于传承中医学术具有重要的历史价值，更是现代中医药科技创新和学术进步的源头和根基。保护和利用好中医药古籍，是弘扬中国优秀传统文化、传承中医学术的必由之路，事关中医药事业发展全局。

　　1949 年以来，在政府的大力支持和推动下，开展了系统的中医药古籍整理研究。1958 年，国务院科学规划委员会古籍整理出版规划小组在北京成立，负责指导全国的古籍整理出版工作。1982 年，国务院古籍整理出版规划小组召开全国古籍整理出版规划会议，制定了《古籍整理出版规划（1982—1990）》，卫生部先后下达了两批 200 余种中医古籍整理任务，掀起了中医古籍整理研究的新高潮，对中医文化与学术的弘扬、传承和发展，发挥了极其重要的作用，产生了不可估量的深远影响。

　　2007 年《国务院办公厅关于进一步加强古籍保护工作的意见》明确提出进一步加强古籍整理、出版和研究利用，以及

"保护为主、抢救第一、合理利用、加强管理"的方针。2009年《国务院关于扶持和促进中医药事业发展的若干意见》指出，要"开展中医药古籍普查登记，建立综合信息数据库和珍贵古籍名录，加强整理、出版、研究和利用"。《中医药创新发展规划纲要（2006—2020）》强调继承与创新并重，推动中医药传承与创新发展。

2003～2010年，国家财政多次立项支持中国中医科学院开展针对性中医药古籍抢救保护工作，在中国中医科学院图书馆设立全国唯一的行业古籍保护中心，影印抢救濒危珍本、孤本中医古籍1640余种；整理发布《中国中医古籍总目》；遴选351种孤本收入《中医古籍孤本大全》影印出版；开展了海外中医古籍目录调研和孤本回归工作，收集了11个国家和2个地区137个图书馆的240余种书目，基本摸清流失海外的中医古籍现状，确定国内失传的中医药古籍共有220种，复制出版海外所藏中医药古籍133种。2010年，国家财政部、国家中医药管理局设立"中医药古籍保护与利用能力建设项目"，资助整理400余种中医药古籍，并着眼于加强中医药古籍保护和研究机构建设，培养中医古籍整理研究的后备人才，全面提高中医药古籍保护与利用能力。

在此，国家中医药管理局成立了中医药古籍保护和利用专家组和项目办公室，专家组负责项目指导、咨询、质量把关，项目办公室负责实施过程的统筹协调。专家组成员对古籍整理研究具有丰富的经验，有的专家从事古籍整理研究长达70余年，深知中医药古籍整理研究的重要性、艰巨性与复杂性，履行职责认真务实。专家组从书目确定、版本选择、点校、注释等各方面，为项目实施提供了强有力的专业指导。老一辈专家的学术水平和智慧，是项目成功的重要保证。项目承担单位山东中医药大学、南京中医药大学、上海中医药大学、福建中医药大学、浙江省中医药研究院、陕西省中医药研究院、河南省中医药研究院、辽宁中医药大学、成都中医药大学及所在省市中医药管理部门精心组织，充分发挥区域间互补协作的优势，并得到承担项目出版工作的中国中医药出版社大力配合，全面推进中医药古籍保护与利用网络体系的构建和人才队伍建设，使一批有志于中医学术传承与古籍整理工作的人才凝聚在一起，研究队伍日益壮大，研究水平不断提高。

本着"抢救、保护、发掘、利用"的理念，该项目重点选择近60年未曾出版的重要古医籍，综合考虑所选古籍的保护价值、学术价值和实用价值。400余种中医药古籍涵盖了医经、基础理论、诊法、伤寒金匮、温病、本草、方书、内科、外科、女科、儿科、伤科、眼科、咽喉口齿、针灸推拿、养生、医案医话医论、医史、临证综合等门类，跨越唐、宋、金元、明以迄清末。全部古籍均按照项目办公室组织完成的行业标准《中医古籍整理规范》及《中医药古籍整理细则》进行整理校注，绝大多数中医药古籍是第一次校注出版，一批孤本、稿本、抄本更是首次整理面世。对一些重要学术问题的研究成果，则集中收录于各书的"校注说明"或"校注后记"中。

"既出书又出人"是本项目追求的目标。近年来，中医药古籍整理工作形势严峻，老一辈逐渐退出，新一代普遍存在整理研究古籍的经验不足、专业思想不坚定等问题，使中医古籍整理面临人才流失严重、青黄不接的局面。通过本项目实施，搭建平台，完善机制，培养队伍，提升能力，经过近5年的建设，锻炼了一批优秀人才，老中青三代齐聚一堂，有效地稳定了研究队伍，为中医药古籍整理工作的开展和中医文化与学术的传承提供必备的知识和人才储备。

本项目的实施与《中国古医籍整理丛书》的出版，对于加强中医药古籍文献研究队伍建设、建立古籍研究平台，提高古籍整理水平均具有积极的推动作用，对弘扬我国优秀传统文化，推进中医药继承创新，进一步发挥中医药服务民众的养生保健与防病治病作用将产生深远影响。

第九届、第十届全国人大常委会副委员长许嘉璐先生，国家卫生计生委副主任、国家中医药管理局局长、中华中医药学会会长王国强先生，我国著名医史文献专家、中国中医科学院马继兴先生在百忙之中为丛书作序，我们深表敬意和感谢。

由于参与校注整理工作的人员较多，水平不一，诸多方面尚未臻完善，希望专家、读者不吝赐教。

国家中医药管理局中医药古籍保护与利用能力建设项目办公室
二〇一四年十二月

许 序

　　"中医"之名立，迄今不逾百年，所以冠以"中"字者，以别于"洋"与"西"也。慎思之，明辨之，斯名之出，无奈耳，或亦时人不甘泯没而特标其犹在之举也。

　　前此，祖传医术（今世方称为"学"）绵延数千载，救民无数；华夏屡遭时疫，皆仰之以度困厄。中华民族之未如印第安遭染殖民者所携疾病而族灭者，中医之功也。

　　医兴则国兴，国强则医强。百年运衰，岂但国土肢解，五千年文明亦不得全，非遭泯灭，即蒙冤扭曲。西方医学以其捷便速效，始则为传教之利器，继则以"科学"之冕畅行于中华。中医虽为内外所夹击，斥之为蒙昧，为伪医，然四亿同胞衣食不保，得获西医之益者甚寡，中医犹为人民之所赖。虽然，中国医学日益陵替，乃不可免，势使之然也。呜呼！覆巢之下安有完卵？

　　嗣后，国家新生，中医旋即得以重振，与西医并举，探寻结合之路。今也，中华诸多文化，自民俗、礼仪、工艺、戏曲、历史、文学，以至伦理、信仰，皆渐复起，中国医学之兴乃属必然。

迄今中医犹为国家医疗系统之辅，城市尤甚。何哉？盖一则西医赖声、光、电技术而于20世纪发展极速，中医则难见其进。二则国人惊羡西医之"立竿见影"，遂以为其事事胜于中医。然西医已自觉将入绝境：其若干医法正负效应相若，甚或负远逾于正；研究医理者，渐知人乃一整体，心、身非如中世纪所认定为二对立物，且人体亦非宇宙之中心，仅为其一小单位，与宇宙万象万物息息相关。认识至此，其已向中国医学之理念"靠拢"矣，虽彼未必知中国医学何如也。唯其不知中国医理何如，纯由其实践而有所悟，益以证中国之认识人体不为伪，亦不为玄虚。然国人知此趋向者，几人？

国医欲再现宋明清高峰，成国中主流医学，则一须继承，一须创新。继承则必深研原典，激清汰浊，复吸纳西医及我藏、蒙、维、回、苗、彝诸民族医术之精华；创新之道，在于今之科技，既用其器，亦参照其道，反思己之医理，审问之，笃行之，深化之，普及之，于普及中认知人体及环境古今之异，以建成当代国医理论。欲达于斯境，或需百年欤？予恐西医既已醒悟，若加力吸收中医精粹，促中医西医深度结合，形成21世纪之新医学，届时"制高点"将在何方？国人于此转折之机，能不忧虑而奋力乎？

予所谓深研之原典，非指一二习见之书、千古权威之作；就医界整体言之，所传所承自应为医籍之全部。盖后世名医所著，乃其秉诸前人所述，总结终生行医用药经验所得，自当已成今世、后世之要籍。

盛世修典，信然。盖典籍得修，方可言传言承。虽前此50余载已启医籍整理、出版之役，惜旋即中辍。阅20载再兴整理、出版之潮，世所罕见之要籍千余部陆续问世，洋洋大观。

今复有"中医药古籍保护与利用能力建设"之工程，集九省市专家，历经五载，董理出版自唐迄清医籍，都400余种，凡中医之基础医理、伤寒、温病及各科诊治、医案医话、推拿本草，俱涵盖之。

噫！璐既知此，能不胜其悦乎？汇集刻印医籍，自古有之，然孰与今世之盛且精也！自今而后，中国医家及患者，得览斯典，当于前人益敬而畏之矣。中华民族之屡经灾难而益蕃，乃至未来之永续，端赖之也，自今以往岂可不后出转精乎？典籍既蜂出矣，余则有望于来者。

谨序。

第九届、十届全国人大常委会副委员长

许嘉璐

二〇一四年冬

王 序

中医学是中华民族在长期生产生活实践中，在与疾病作斗争中逐步形成并不断丰富发展的医学科学，是中国古代科学的瑰宝，为中华民族的繁衍昌盛作出了巨大贡献，对世界文明进步产生了积极影响。时至今日，中医学作为我国医学的特色和重要医药卫生资源，与西医学相互补充、相互促进、协调发展，共同担负着维护和促进人民健康的任务，已成为我国医药卫生事业的重要特征和显著优势。

中医药古籍在存世的中华古籍中占有相当重要的比重，不仅是中医学术传承数千年最为重要的知识载体，也是中医为中华民族繁衍昌盛发挥重要作用的历史见证。中医药典籍不仅承载着中医的学术经验，而且蕴含着中华民族优秀的思想文化，凝聚着中华民族的聪明智慧，是祖先留给我们的宝贵物质财富和精神财富。加强对中医药古籍的保护与利用，既是中医学发展的需要，也是传承中华文化的迫切要求，更是历史赋予我们的责任。

2010 年，国家中医药管理局启动了中医药古籍保护与利用能力建设项目。这既是传承中医药的重要工程，也是弘扬优秀民族文化的重要举措，不仅能够全面推进中医药的有效继承和创新发展，为维护人民健康做出贡献，也能够彰显中华民族的璀璨文化，为实现中华民族伟大复兴的中国梦作出贡献。

相信这项工作一定能造福当今，嘉惠后世，福泽绵长。

国家卫生与计划生育委员会副主任

国家中医药管理局局长

中华中医药学会会长

王国强

二〇一四年十二月

马 序

新中国成立以来，党和国家高度重视中医药事业发展，重视古籍的保护、整理和研究工作。自1958年始，国务院先后成立了三届古籍整理出版规划小组，分别由齐燕铭、李一氓、匡亚明担任组长，主持制订了《整理和出版古籍十年规划（1962—1972）》《古籍整理出版规划（1982—1990）》《中国古籍整理出版十年规划和"八五"计划（1991—2000）》等，而第三次规划中医药古籍整理即纳入其中。1982年9月，卫生部下发《1982—1990年中医古籍整理出版规划》，1983年1月，中医古籍整理出版办公室正式成立，保证了中医古籍整理出版规划的实施。2002年2月，《国家古籍整理出版"十五"（2001—2005）重点规划》经新闻出版署和全国古籍整理出版规划领导小组批准，颁布实施。其后，又陆续制定了国家古籍整理出版"十一五"和"十二五"重点规划。国家财政多次立项支持中国中医科学院开展针对性中医药古籍抢救保护工作，文化部在中国中医科学院图书馆专门设立全国唯一的行业古籍保护中心，国家先后投入中医药古籍保护专项经费超过3000万元，影印抢救濒危珍、善、孤本中医古籍 1640 余种，开展了海外中医古籍目录调研和孤本回归工作。2010 年，国家财政部、国家中医药管理局安排国家公共卫生专项资金，设立了"中医药古籍保护与利用能力建设项目"，这是继 1982～1986 年第一批、第二批重要中医药古籍整理之后的又一次大规模古籍整理工程，重点整理新中国成立后未曾出版的重要古籍，目标是形成并普及规范的通行本、传世本。

为保证项目的顺利实施，项目组特别成立了专家组，承担咨询和技术指导，以及古籍出版之前的审定工作。专家组中的许多成员虽逾古稀之年，但老骥伏枥，孜孜不倦，不仅对项目进行宏观指导和质量把关，更重要的是通过古籍整理，以老带新，言传身教，培养一批中医药古籍整理研究的后备人才，促进了中医药古籍保护和研究机构建设，全面提升了我国中医药古籍保护与利用能力。

作为项目组顾问之一，我深感中医药古籍保护、抢救与整理工作的重要性和紧迫性，也深知传承中医药古籍整理经验任重而道远。令人欣慰的是，在项目实施过程中，我看到了老中青三代的紧密衔接，看到了大家的坚持和努力，看到了年轻一代的成长。相信中医药古籍整理工作的将来会越来越好，中医药学的发展会越来越好。

欣喜之余，以是为序。

中国中医科学院研究员

马继兴

二〇一四年十二月

校注说明

　　《新刊药性要略大全》由明代医家郑宁所撰。郑宁（一名康宁），字七潭。明代歙北（今安徽歙县）丰阳七潭人。历代文献中很少有关郑宁的史料记载，生卒年均不详，根据本书自序中的内容略知其生平：其幼年习儒，正德丁卯（1507）赴考不中。时郑宁尚未冠，其父年已七十五岁高龄，为了尽心于亲，于是立志习医。曾广取古来方书，选常用之药，编成《新刊药性要略大全》十一卷。

　　该书国内已经失传，《中国中医古籍总目》以及《全国中医图书联合目录》等国内书目均无著录，仅见于日本·丹波元胤《中国医籍考》，其中有转引本书自序的内容。日本江户时期本书传入日本，本次点校所用的底本为日本国龙谷大学图书馆收藏的明代嘉靖二十四年（1545）明德堂刻本。由于本书只有一个版本，故主要采用他校的方式。他校诸本主要有宋·唐慎微的《证类本草》、金·李杲的《珍珠囊补遗药性赋》、元·王好古的《汤液本草》等。

　　本次校注方法如下：

　　1. 用现代标点方法，对原书进行重新句读。改繁体字竖排为规范简化字横排。

　　2. 本书的名称在书中各处有不统一的情况，其中封面、序言称为《药性要略》，扉页称为《金柜要略药性大全》，卷二、卷三又称为《新刊金柜药性要略大全》，其余卷次均称为《新刊药性要略大全》，今统一为《新刊药性要略大全》。

　　3. 原本卷名与书名或有不符，如《新刊金柜药性要略大全卷之二》，现统一为《新刊药性要略大全卷之×》。

4. 原本卷之四、卷之七下有"歙北丰口七潭翁郑康宁编集，愚男鹤石主人郑献订正，书林明德堂刘氏刊行"字样，今一并删去。

5. 底本与校本文字不同，据文义若疑底本有误，则原文不动，出校记存疑；底本与校本文字不同，但二者义皆可通，校本有参考价值者，则原文不动，在校记中说明互异之处，提出可参或提示何说义胜。

6. 难字、生僻字词，均于首见时进行诠注。文字注音采用汉语拼音加直音的方法，加括号于被注音词后。

7. 书中模糊不清、难以辨认的文字，以虚阙号"□"按所脱字数补入，并在校记中注出校本相应文字。

8. 凡底本中的常见异体字、俗写字，统一以规范字律齐，少数药名保留原貌。如付→敷，餘→余，旹→时，黚→肝，皰→疱，酢→醋，山查→山楂，括蒌或瓜蒌→栝蒌，芦会→芦荟，川山甲→穿山甲，白藓皮→白鲜皮，花蕊石→花蕊石，班猫→斑蝥，木别子→木鳖子等。

9. 原本错字径改，不出注。

10. 原书目录与正文有出入者，以正文内容为准，重新编次，不出校记。

药性要略叙

人禀阴阳五行之性以生，必资阴阳五行之物以养。比其疾
也，亦惟药其阴阳五行者为足以治。盖一本之妙，相须为用，
理固然也。神农尝百草，黄帝问岐伯，医道昉①此矣。嗣是而
后，论述弥烦②，发挥寖③广。或圣其医者，或儒其医者，然要
不能究阴阳之蕴，察万物之性，药之辛苦酸咸甘淡，良毒得其
真，温平得其妙，形反宜忌得其理，君臣佐使克伏得其法。药
性之书所由以作，医之名世有由然也。第以其书散漫四出而不
能归于一者，为观者未便。余于是取诸本草，东垣药性，与凡
他书所及，汇为数卷，名曰《药性要略》。俾人一展卷间知其药
为某性，某疾治以某药，视之他书，尤为便览。然知药性者，
医之本欤？今七潭④之于医，既尝裒⑤诸秘传灵方，别为一集以
需用矣。至如药性，尤切拳拳。余观其志在于事亲。事亲，儒
道之首也。其后则可以济人。济人，儒道之推也。儒而医则真
明不眩，医而儒则致远不泥。是固余之所取也，庸是为序之
不辞。

时嘉靖乙巳季冬谷旦⑥马石郑筠序

---

① 昉（fǎng 访）：起始。
② 烦：通"繁"，繁多。
③ 寖：古同"浸"，逐渐，渐渐。
④ 七潭：作者郑宁的号。
⑤ 裒（póu 箁）：聚集。
⑥ 谷旦：良辰。晴朗美好的日子。旧时常用为吉日的代称。

药性要略序

　　《药性要略》者，七潭郑先生所辑也。乳泉子讲学于檀墅，适见其书焉，叩之曰：作者之谓圣，述者之谓明。凡笔之于古者，皆可行于今者也。《药性要略》何为而辑也？七潭先生曰：医道之立也久矣，医书之传也众矣。粤自神农、黄帝以开其源，伊、秦诸子以济其流，窦、王二氏以扬其波。其奥义秘法，灿然可观。然究其旨有三焉：曰察脉，曰别药，曰处方。察脉所以阐其幽也，别药所以辨其性也，处方所以利其用也，是皆可以言传者也。但方之载于书也有定名，而疾之生于人也无定症。神而明之，变而通之，存乎人焉耳。第世之业医者，不精其义，或滞其方，或犯其禁；虚实补泻，或失其宜；标本缓急，或①乖其用；或不视表里之逆顺，或不分药性之沉浮。差之毫厘，祸延四体，可胜言哉！是何也？盖由究诸书而或失则繁，用群方而或失则离故也。予病其繁也，去彼取此而撮其要焉；予病其杂也，别药辨疑而存其略焉。故名之曰《药性要略》，不过利一身之用耳。故曰：传之天下，垂诸后世也哉。乳泉子曰：莫为于前，虽盛弗传；莫为于后，虽美弗彰②。观是书，则知先生之苦心也久矣。夷考其学，祖述羲黄，参酌诸子。撮其要析之，极其精而不乱；存其略合之，尽其大而无余。继往圣，开来学者，此也。后之玩是书而有得焉，则济人利物之功，岂不远且大哉。七潭先生曰：予家世忝科名，祖、父、伯、侄皆以

---

　　① 或：原无，据上下文义补。

　　② 莫为于前……虽美弗彰：出自韩愈《与于襄阳书》："莫为之前，虽美而不彰；莫为之后，虽盛而不传"。意谓：不要做在前头，虽是好事却无人知晓；不要做在后头，虽然盛大却不能流传下去。

明经①扬于世。予虽不能继先志而为君子所不为，焉得无内愧于心乎？乳泉子曰：是何言欤！是何言欤！业经以见于时者，一世之功也。业医以裕于后者，百世之功也。奚其愧！奚其愧！七潭先生抚然②而悟，欣然有得，遂寿诸梓，以公于人。

嘉靖乙巳冬一阳月上澣之吉③绩邑庠生江廷显谨序

---

① 明经：汉朝出现之选举官员的科目，始于汉武帝时期，至宋神宗时期废除。被推举者须明习经学，故以"明经"为名。

② 抚然：通"怃然"，惊愕貌。

③ 上澣之吉：上旬中吉利的日子。"澣"当作"瀚"，同"浣"。唐制，上旬称上浣，后人袭之。

集药性要略序

　　昔先君子尝以儒业训予，每见今之登仕路者，天各一方。既缺问于晨昏，曷能全于子职？亲老年荒而莫能养者有之。庸医非徒其益，而反致害者，间亦有之。触于目，感于心，故深叹缰锁于名利者之莫能脱也。予正德①丁卯赴考拂意②，时来未冠，先君年七十有五矣，何能俟志之达而荣养乎？盖尽心于君者，鲜克尽心于亲也。忠孝难以两全，于是役志于医，而干禄③之心日益淡焉。因取轩、岐、伊、李所著《内经》《汤液》等书阅之，且知古今方书所常用者，不过二三百味，更迭调换而已。其间又有所说不同，一味之下，某药性寒热无毒，又曰微温有小毒，又曰温无毒。如陈皮则曰留白者补胃和中，去白者消痰泄气，又曰益气健胃。香附子则曰消食宽中，又曰益气理胃。似此之类，难以枚举。如木通指作通草，石脂指作空青，本二物而指为一物，俾后学何所据哉？余则取诸书，参互订正，名曰《药性要略》，非敢为明者道，但亦可资后学处方之一助云尔。

嘉靖乙巳季冬望后歙北丰阳七潭郑宁书

---

① 德：原作"得"，据文义改。
② 拂意：不如意。
③ 干禄：求禄位，求仕进。

目　录

新刊药性要略大全卷之四

新刊药性要略大全卷之五

新刊药性要略大全卷之七

新刊药性要略大全卷之九

新刊药性要略大全卷之十

新刊药性要略大全卷之一

诸品药性阴阳论

夫药有寒热温平之性，酸苦辛咸甘淡之味，升降浮沉之能。互相气味厚薄不同，轻重不等，寒热相杂，阴阳相混，或气一而味殊，或味同而气异，总而言之，不可混设；分而言之，各有所能。本乎天者亲上，本乎地者亲下。轻清成象，重浊成形。清阳发腠理，浊阴走五脏。清中清者，荣养于神；浊中浊者，坚强骨髓。辛甘发散为阳，酸苦涌泄为阴。气为阳，气厚为阳中之阳，气薄为阳中之阴。气薄则发泄，气厚则发热。味为阴，味厚为阴中之阴，味薄为阴中之阳。味薄则通，味厚则泄。升降浮沉之理，胸中豁然贯通矣。人徒知药之神者，乃药之力也，殊不知乃用药者之力也。人人徒知辨真伪识药之为难，而不知分阴阳识药性之为尤难也。

用药阴阳法象

天有阴阳：风、寒、暑、湿、燥、火，三阴三阳上奉之；温、凉、寒、热，四气是也。温热者天之阳也，寒凉者天之阴也。此乃天之阴阳也。

地有阴阳：金、木、水、火、土，长、生、化、收、藏，下应之辛、甘、淡、酸、苦，五味是也。辛甘淡者，地之阳也；酸苦咸者，地之阴也。此乃地之阴阳也。

阴中有阳，阳中有阴：平旦至日中，天之阳，阳中之阳也。日中至黄昏，天之阳，阳中之阴也。合夜至鸡鸣，天之阴，阴中之阴也。鸡鸣至平旦，天之阴，阴中之阳也。

人身亦有阴阳以应之。外为阳，内为阴；背为阳①，腹为阴；脏为阴，腑为阳。心、肝、脾、肺、肾，五脏为阴；胆、胃、大肠、小肠、膀胱、三焦，六腑为阳也。

背为阳，阳中之阳，心也。背为阳，阳中之阴，肺也。腹为阴，阴中之阴，肾也。腹为阴，阴中之阳，肝也。腹为阴，阴中之至阴，脾也。此阴阳、表里、内外相对应也。

古人服药有法

病在上者，不厌烦而少服；病在下者，则顿服而多。

病在上，先食而后药；病在下，先药而后食。病在四肢，宜饥服而在旦；病在骨髓，宜饱服而在夜。

手足三阴三阳明训图

夫不知三阴三阳脏腑，安知引经报使？如射者，固欲中的，而不知鹄之所在也。

手	太阴肺经	足	太阴脾经
	少阴心经		少阴肾经
	厥阴胞经		厥阴肝经
	少阳三焦		少阳胆经
	阳明大肠		阳明胃经
	太阳小肠		太阳膀胱

手足阴阳表里引经主治例

太阳　足膀胱，手小肠　　　　上羌活，下黄柏。

---

① 阳：原脱，据上下文义补。

少阴	足肾，手心	知母，黄连。
少阳	足胆，手三焦	上柴胡，下青皮。
厥阴	足肝，手胞络	青皮，柴胡。
阳明	足胃，手大肠	上升麻、白芷，下石膏。
太阴	足脾，手肺	白芍、桔梗。

药性升降浮沉补泻法

肝足厥阴
胆足少阳 ＞ 味辛补，酸泻；气温补，凉泻。

心手少阴
小肠手太阳 ＞ 味咸补，甘泻；气温凉寒热、补泻，各从其宜。

肺手太阳
大肠手阳明 ＞ 味酸补，辛泻；气凉补，温泻。

肾足少阴
膀胱足太阳 ＞ 味苦补，咸泻；气寒补，热泻。

东垣引经

太阳川芎，阳明白芷，少阳柴胡，太阴苍术，少阴细辛，厥阴吴茱萸。

引诸经报使歌诀

小肠膀胱属太阳，藁本羌活是本乡。三焦胆与肝胞络，少阳厥阴柴胡强。

阳明大肠兼足胃，葛根白芷升麻当。太阴肺脉中焦起，白芷升麻葱白良。

脾经少与肺经异，升麻白芍细推详。少阴心经独活主，肾经独活加桂良。

通经用此药为使，更有何病到膏肓。

泻诸经火邪用药例

黄连麦冬泻心火，栀子黄芩泻肺火，白芍生芐①泻脾火，柴胡黄连泻肝胆火，知母黄柏泻肾火；木通赤茯苓泻小肠火，黄芩连翘泻大肠火，柴胡黄芩泻三焦火，黄柏泻膀胱火。

散诸经寒邪用药例

桂心、当归散心寒，麻黄、干姜泻肺寒，吴茱萸、干姜散脾胃之寒，吴茱萸、当归散肝寒，生姜、川芎散胆寒，细辛、黑附子散肾寒，茴香、玄胡索散小肠寒，白芷、秦艽散大肠寒，黑附子、川芎散三焦寒，麻黄桂枝散膀胱寒，黑附子、川芎散心包络之寒。

治诸经头痛要药

少阳头痛用柴胡，往来寒热是也。

太阳头痛用羌活，恶风寒是也。

阳明头痛用白芷，自汗发热是也。

太阴头痛用半夏、苍术，痰实、体重、腹痛是也。

少阴头痛用细辛，阴阳不行、手足寒厥是也。

厥阴头痛用川芎、吴茱萸。人虚头痛用黄芪、当归。

颠顶痛用藁本，眉棱痛用白芷、羌活。

---

① 芐（hù 护）：地黄别名。

随症用药凡例

凡头角痛须用川芎，如不愈加引经药导之。血枯亦用川芎。

颠顶痛须用藁本，去川芎。

遍身肢节痛用羌活，风湿亦用羌活。腹中痛须用白芍药、厚朴；恶寒痛加桂，恶热痛加黄柏。

腹胀须用姜制厚朴。

气虚腹痛以白芍药、甘草为君，当归、白术为佐。见血先后以三焦热论用药。

脐下痛须用黄柏、青皮。《十书》① 无黄柏。

心下痛须用吴茱萸。胃脘痛须用草豆蔻。

饮水多致伤脾痛，用白术、猪苓、茯苓。

胁下痛须用柴胡。

日晡潮热、寒热往来，亦用柴胡。

茎中痛须用生甘草梢。气刺痛须用枳壳。

看何部分，以引经药导之，使气行则愈。

血刺痛须用当归。详病上下，用分根梢。

心下痞须用枳实、黄连。宿食不消亦用枳实、黄连。

腹中窄须用苍术。腹中实热，或积滞不消，大黄、芒硝利之。

胸中寒痰痞，用去白陈皮。

活血和血，须用当归。凡血受病者皆用当归。

补血须用川芎。一本用甘草，无川芎。

调血须用玄胡。破血须用桃仁、红花、苏木。

---

① 十书：指《东垣十书》。

补元气须用人参。调诸气须用木香。

破滞气须用枳壳、青皮。枳壳损胸中至高之气，青皮泻人元气，不宜多服。

肌表热须用黄芩。去痰亦用黄芩。

去痰须用半夏，热痰加黄芩。

去风痰须用南星。去胃中痰须用白术。

诸虚热须用黄芪，盗汗亦用黄芪。

惊悸恍惚用茯神。

脾胃受湿，沉困无力，怠惰好卧，须用白术。

上焦湿热，须用黄芩。泻肺火也。

中焦湿热与痛，须用黄连。泻心火也。

下焦湿肿并痛，及膀胱有火邪者，必须用酒洗汉防己、草龙胆为君，黄柏、甘草为佐。或加知母。

烦渴须用白术、茯苓、葛。禁半夏。

胸中烦热，须用栀子。

凡嗽用五味子，有痰者以半夏为佐，喘者以阿胶为佐。有热无痰，以黄芩为佐，但分两多少不同尔。

嗽，有声无痰者，须用生姜、杏仁、防风。

咳，有声有痰者，须用半夏、枳壳、防风。

喘者须用阿胶、天门冬、麦门冬。

诸泄泻，须用白芍药、白术为君。

诸水泄泻，须用白术、白茯苓为君，以甘草、芍药为佐。或加泽泻。

诸痢疾须用当归、白芍药。

上部见血须用防风，中部见血须用黄连，下部见血须用地榆。

痔漏以防风、苍术为君，甘草、芍药为佐。详别症加减。

小便不利或黄，以黄柏、知母为君，茯苓、泽泻为佐。

眼久病昏暗痛，须用熟地黄、当归为君，羌活、防风为臣，甘草、菊花、细辛之类为佐。《十书》用归尾、黄连浸酒为君。

伤风须用防风为君，白术、甘草之类为佐。

《经》① 云：辛甘发散为阳。风宜辛散，防风味辛，及治风通用，故防风为君。

伤寒须用甘草为君，防风、白术为佐。是宜甘发也。或有别症，于前随症用药条下，选用分两，以君臣论。

诸风须用防风为君，或天麻随症用药为佐。

诸疮痛须用黄柏为君，或知母为君，连翘、黄芩为佐。

凡诸疮，以黄连、当归为君，甘草、黄芩为佐，

痰疾，须用柴胡为君，随所发之时、所属经络部分，各以引经药导之。

攻克血积癥瘕诸药

玄胡索　三棱　蓬术　川芎　归尾　使君　大戟　红蓝花红木　黑丑　雷丸　神曲　白芷　桃仁　续随子　麝香　虻虫水蛭　干漆　木香　通草　海螵蛸　牛膝　山楂　大黄　瞿麦射干　麦芽　水银　硇砂

攻克诸积药例

肉积：硇砂、阿魏、巴豆，甚者信石。

酒积：干葛、神曲、麦芽，甚者甘遂、牵牛。

---

① 经：指《黄帝内经》。

血积：归尾、桃仁、红花、红木，甚者水蛭、虻虫。

气积：木香、槟榔、沉香、檀香，盛者枳壳、牵牛。

水积：牵牛、泽泻、猪苓、郁李仁，盛者芫花、甘遂、大戟。

涎积：雄黄、腻粉，盛者瓜蒂、甘遂。

食积：砂仁、香附、青皮，盛者礞石、巴豆。

痰积：半夏、南星、竹沥，盛者礞石、瓜蒂、藜芦。

癖积：三棱、莪术，盛者甘遂、蝎梢。

虫积：使君、雷丸，盛者苦楝白皮。

孕妇忌用诸药

蚖斑水蛭及虻虫，乌头附子配天雄。野葛水银并巴豆，牛膝薏苡与蜈蚣。

三棱代赭芫花麝，大戟蛇蜕黄雌雄。牙硝芒硝牡丹桂，槐花牵牛皂角同。

半夏南星与通草，瞿麦干姜桃仁通。硇砂干漆蟹甲爪，地胆茅根莫用好。

药有十八反

甘草反大戟、芫花、甘遂、海藻。

乌头反半夏、瓜蒌、贝母、白蔹、白及。

藜芦反人参、玄参、丹参、沙参、苦参、细辛、芍药。

药有十九畏

硫黄原是火之精，朴硝一见便相争。水银莫与砒相见，狼毒最怕密陀僧。

巴豆性烈最为尚，偏与牵牛不顺情。丁香莫与郁金见，牙硝难合京三棱。

川乌草乌不顺①犀，人参又忌五灵脂。官桂善能调冷气，若遇石脂便见欺。

大凡修合看顺逆，炮煿炙煿要精微。

药性赋寒热温平四章

寒

诸药识②性，此类最寒。犀角解乎心热，羚羊清乎肺肝。泽泻利水通淋而补阴不足，海藻散瘿破气而治疝何难？菊花能明目而清头风，射干疗咽闭而消痈毒。薏苡理脚气而消风湿，藕节消瘀血而止吐衄。瓜蒌子下气润肺定喘兮又且宽中，车前子止泻利小便兮尤能明目。是以黄柏疮用，兜铃嗽医。地骨皮有退热除蒸之功，薄荷叶宜消风清肿之用。宽中下气，枳壳缓而枳实速也；疗肌解表，干葛先而柴胡次之。百部治肺热咳嗽可止，栀子凉心肾鼻衄最宜。玄参治结热毒痈、清利咽膈；升麻清风热肿毒，发散疮痍。腻粉③抑肺而敛肛门，金箔镇心而安魂魄。茵陈主黄疸而利水，瞿麦治热淋之有血。朴硝通大肠破血而吐痰癖④，石膏坠头痛解肌而消烦渴。前胡除内外之痰实，滑石利六腑之涩结。天门冬止嗽补血冷而润肝心，麦门冬清心解烦渴而除肺热。又闻治虚烦、除哕呕须用竹茹，通秘结、

---

① 情……不顺：此段原脱 21 字，据《儒门事亲》十九畏歌诀补。

② 识：《珍珠囊补遗药性赋》作"赋"。

③ 腻粉：指轻粉。

④ 痰癖：中医病症名。指水饮久停化痰，流移胁肋之间，以致有时胁痛的病症。

导瘀血必资大黄。宣黄连治冷热痢，又厚肠胃而止泻；淫羊藿疗风冷痹，且补阴虚而助阳。茅根止血与吐衄，石韦通淋于小肠。熟地黄补血且疗虚损，生地黄宣血更医眼疮。赤芍药破血而疗腹痛，烦热亦解；白芍药补虚而生新血，退热尤良。若乃消肿满逐水于牵牛，除毒热杀虫于贯众。金铃子治疝气而补精血，萱草根治五淋而消乳痈。侧柏叶治血山崩漏之疾，香附子理妇人血气之用。地肤子利膀胱，可洗皮肤之热①；山豆根解热毒，能止咽喉之痛。白鲜皮去风，治筋弱而疗足顽痹；旋覆花明目，清头风而消痰嗽壅。又况荆芥穗清头目便血风疮之用，瓜蒌根疗黄疸毒痈消渴解痰之忧。地榆治崩漏止血止痢，昆布破疝气散瘿散瘤。疗伤寒解虚烦淡竹叶之功倍，除结气破瘀血牡丹皮之用周。知母止嗽而骨蒸退，牡蛎涩精而虚汗收。贝母清痰止咳嗽而心胆，桔梗下气利胸膈而治咽喉。黄芩止诸热而治五淋，槐花治肠风亦医痔痢。常山理痰结而治温疟，葶苈泻肺喘而通水气。此六十种药性之寒。又当考图②以博其所治，观参所用，其庶几矣。

热

药有温热，又当审详。欲温中以荜拨，欲③发散以生姜。五味子主咳嗽且滋肾水，腽肭脐④疗痨瘵更壮元阳。原夫芎䓖驱风湿、补血清头；续断治崩漏安胎，益精强脚。麻黄表寒而疗咳嗽，韭子助阳而医白浊。川乌破积，有消痰治风痹之功，天雄散寒，有去湿助精阳之力。川椒达下，干姜暖中。葫芦巴

---

① 热：《珍珠囊补遗药性赋》作"风"。
② 图：《珍珠囊补遗药性赋》作"图经"，应是《本草图经》之简称。
③ 欲：《珍珠囊补遗药性赋》作"用"。
④ 腽肭脐：即海狗肾。

治虚冷之疝气，生卷柏破癥瘕而血通。白术消痰温胃而止吐泻，菖蒲开心气更治耳聋。丁香快脾胃而止吐逆，良姜止冷气之攻冲。肉苁蓉益肾填精，胡椒止胃寒之痰吐；吴茱萸治心血之冷气，石硫黄暖胃冷而欧①虫。散肾冷、助脾胃，须用荜澄茄；疗心痛、破积聚，乃用蓬莪术。缩砂止吐泻安胎，化酒食之剂；附子治虚寒翻胃，壮元阳之助。肉豆蔻治冷泻，疗痛止痛于乳香；红豆蔻止吐酸，消血杀虫于干漆。鹿茸主精血，腰足②崩漏之均补，虎胫理脚膝，筋骨毒风之可驱。檀香定心气，霍乱之痛减；鹿角壮精髓，腰脊之痛除。消肿益血于米醋，下气散寒于紫苏。扁豆助脾，酒有行药破血之用；麝香开窍，葱有通中发汗之功。灵脂治崩漏、理血气之刺痛；血竭止血出、疗金疮之伤折。麋茸壮阳而助肾，当归补虚而养血，贼鱼骨止崩漏带下，且除目翳；鹿角胶主崩漏而补虚羸劳绝。白花蛇治瘫痪，除风痒之癞疹；乌梢蛇疗不仁，去疮疡之风热。又曰：川乌药治冷气之理，禹余粮疗崩漏之因。巴豆利痰水能破积结，独活治诸风不论久新。山茱萸治头晕遗精之药，白石英医吐脓咳嗽之人。厚朴温脾胃去呕膨、清痰之用，肉桂行血气疗心冷、止汗如神。鲫鱼有温胃之功，代赭乃镇肝之剂。沉香补肾、定霍乱之心痛；橘皮导逆气去呕痰而开胃。此六十种药性之热，宜参详而诵记也。

温

温药总括，医家素谙。木香理乎气滞，半夏主于风痰。苍术治目盲、燥脾胜湿；萝卜消膨胀、制面尤堪。且夫钟乳补肺

---

① 欧：同"驱"。《珍珠囊补遗药性赋》作"驱"。
② 足：《珍珠囊补遗药性赋》作"脊"。

气、专疗肾虚；青盐治腹痛、且滋肾水。山药而腰湿能治，阿胶而痢嗽皆止。赤石脂治精浊而止泻、兼补崩中；阳起石暖子宫而壮阳、更医阳痿。紫菀治嗽，防风祛风。苍耳子透脑风止①，威灵仙宣风气通。细辛去头风止嗽而疗齿痛，艾叶治崩漏暖子宫而医痢红。羌活明目驱风、而除筋挛肿痛，白芷止崩治肿而疗痔漏疮痈。红蓝花②通经，治腹中恶血之痛；刘寄奴破血，治汤火金疮之毒。灭风湿之痛则茵芋叶，治打伤之症则骨碎补。藿香叶辟恶气而定霍乱，草果仁温脾胃而止呕吐。巴戟治阴疝白浊补肾尤滋，玄胡理痛血凝调经有助。款冬花润肺、去痰嗽而定喘，白豆蔻宽膈、止胃翻而助脾。抚芎走经络之痛，首乌治疥疮之资。姜黄能下气、破恶血滞，防己消水肿，去风淫痹。藁本除风，主妇人阴痛之肿；仙茅益肾，补元气虚弱之衰。破故纸温肾，补精髓与劳伤；宣木瓜入肝，疗脚气并水肿。杏仁调秘结止嗽之剂，茴香理疝气肾痛之用。诃子生津止嗽，疗滑泄之病；秦艽攻风逐水，除肢节之肿。槟榔豁痰而逐水，杀寸白虫；杜仲益肾填精，去腰膝重。紫石英治惊悸崩中之疾，橘核仁治腰痛疝气之㿗③。金樱子兮涩遗精，紫苏子兮下气涎。淡豆豉发伤寒之表，大小蓟除诸血之鲜。益智安神，主小便之烦数；麻仁润胃④，利六腑之燥坚。黄芪补虚弱、疗疮脓，狗脊壮腰膝、强筋骨。菟丝子补肾以明目，马蔺花治疝而有益。此五十四种药性之温，更宜潜心默识也。

---

① 风止：《珍珠囊补遗药性赋》作"止涕"。
② 红蓝花：即红花。
③ 㿗（chēn 琛）：原作"充"，据《珍珠囊补遗药性赋》改。
④ 胃：《珍珠囊补遗药性赋》作"肺"。

平

再详药品，平和性存。以硇砂而去积，用龙齿以安魂。青皮快膈，除膨利脾之剂；芡实益精，治白浊补肾之能。木贼草去目翳而崩漏亦医，花蕊石治金疮而血行则止。决明和肝气而明眼，天麻主湿痹而驱风。甘草和诸药而解药①毒，盖以性平；石斛平胃气而补肾虚，更医脚弱。商陆治肿，覆盆益精。琥珀安神而散血，朱砂镇心而有灵。牛膝补精强足兼疗脚痛，龙骨止汗除湿更治血崩。萆薢逐骨节之寒湿，蒺藜治风疮而明目。人参润肺宁心，开脾助胃；蒲黄止崩治衄，消瘀调经。南星醒脾，去惊风痰吐之忧；三棱破积，除血块气膨之症。没石主泄泻之困厄，皂角治风痰之恶病。桑螵蛸疗精气之泄，鸭头血医风肿之盛。蛤蚧治劳嗽，牛蒡子驱风壅之疴；全蝎主风瘫，酸枣仁去怔忡之病。桑寄生安胎益血，且止腰疼；大腹子除膨下气，亦令胃和。小草、远志，乃有宁志之妙；木通、猪苓，尤为利水之多。莲肉有清心醒脾之用，没药在治疮散血之科。郁李仁宣水去浮肿之病，茯神宁心除惊悸之疴。白茯苓补虚劳，多在心脾之有准②；赤茯苓破结气，通利水道以无过。麦蘖有助脾化食之功，小麦有收汗养心之力，白附子去面风之游走，大腹皮治水肿之泛滥。椿根白皮主泻血，桑根白皮主喘息。神曲健脾温胃，五加皮坚筋骨以力③行。桃仁破血治腰痛，柏子仁养心脾而有益。安息香辟恶且止心腹之痛，冬瓜仁醒脾当为

---

① 药：《珍珠囊补遗药性赋》作"百"。

② 准：《珍珠囊补遗药性赋》作"眚（shěng 省）"，有疾苦之义，义长。

③ 力：《珍珠囊补遗药性赋》作"立"。

饮食之资。生姜①治风喉闭，百合敛肺劳而嗽痿。赤小豆解热毒疮肿宜用，枇杷叶下气哕呕可医。连翘排脓而消肿，石楠叶疗脚气之拘挛。谷蘖养脾，阿魏除邪气而破积；河车补血，大枣和药性而开脾。鳖甲主癥瘕又治劳痞，龟甲坚筋骨更医崩漏。乌梅主便血疟痢之用，竹沥治中气失音之疾。此六十种平和之药，更当参后集而究其详悉欤。

---

① 生姜：《珍珠囊补遗药性赋》作"僵蚕"。

新刊药性要略大全卷之二

草木花卉部

人 参

润肺宁心，开脾助胃，止渴生津液，和中益元气。肺寒则可服，肺热还伤肺。

治脾肺阳气不足，补肺益气，疗气促、气短、气少，缓中，安精神，定魂魄，止惊悸，扶正气，除邪气，明目，开心益志，令人不忘。

《汤液》① 云：甘，温，调中益气是也。若便言补肺，而不论阴阳寒热、何气不足，而概用之则误矣。若肺受寒邪，宜此补之；肺受火邪不宜用也。盖肺为天，为清肃之脏，贵凉而不贵热，若肺伤热，则宜以沙参代之。

气脉不足是亡血也，人参补之，非升麻为引不能补上升之气。若补下焦元气，泻胸中火邪，必以茯苓为之使也。

丹溪云：入手太阴经而能补阴火。

味甘，气平，无毒。《十书》云：温，微苦，微寒。升也，阳中微阴也。茯苓为之使，反藜芦，恶卤碱。生上党，如人形，有精神，润泽，照见通明结实者良。去芦用。和细辛收贮密封之则不蛀。

黄 芪

温分肉而实腠理，益元气而补三焦。内托阴症之疮伤，外

---

① 汤液：元代王好古所撰《汤液本草》。

固表虚之盗汗。补虚弱，疗疮脓，消痈肿。

伊①训曰：治虚劳自汗，泻肺中火，补肺气，益胃气。补五脏诸虚不足，补丈夫虚损，五劳羸瘦，腹痛泻痢，阴火。去虚热。无汗则发之，有汗则止之。去肌热。内托阴症之疮疡，主痛疽，排脓止痛，疗大风赖疾，痔瘘鼠瘘②。补小儿百病，女人脏风邪气。

《象》③云：出沁洲绵上者，皮黄肉白，味甘，名绵黄芪。能肥人。其土黄芪，味苦者，苜蓿根也。能瘦人，不可用。

东垣云：黄芪、人参、甘草三味，退热之圣药也。又云：补肾脏元气，是上中下内外三焦之药。

味甘，气温，无毒。阳也。入手少阴心经，足太阴脾经，少阴命门诸经之药。恶龟甲、鳖甲、白鲜皮。柔软、微黄中白者佳。治疮生用，补虚蜜水炒用。

甘 草 君。

生则分身稍而泻火，炙则健脾胃而和中。解百毒而有效，协诸药而无争。以其甘能缓急，诸药之寒热而使之不烈，故有国老之名。

主五脏六腑寒热，坚筋骨，长肌肉，倍力，温中。疗短气咳嗽，止渴，治金疮。

《象》先云：生用大能泻热，炙之则温，能补上中下三焦元气。

《内经》云：甘者令人中满。则非治中满之药也。腹胀中满

---

① 伊：指伊尹。
② 鼠瘘：病名。生于颈、腋部之窦道破溃难敛。
③ 象：李东垣所撰《药类法象》之简称。

者禁服。甘草炙之，散表寒，除邪热，去咽痛，寒热皆用之。

或问：附子理中、调胃承气皆用，恐其调和之意。答曰：附子理中用甘草，恐其僭上也。调胃承气用甘草，恐其速下也。非和也，皆缓也。小柴胡有柴胡、黄芩之寒，人参、半夏之温，用甘草则有调和之意。

味甘，气平，无毒。生之则寒，熟之则温。入足太阴脾、少阴肾、厥阴肝三经。凡用去皮。白术、苦参、干漆为之使。恶远志。反大戟、芫花、甘遂、海藻。忌猪肉、菘菜。一本反远志。

夫酸苦辛咸甘，五味之用：苦直行而泻，辛横行而散，酸束而收敛，咸止而软坚，甘上行而发。如何本草言下①气？盖甘有升降浮沉，兼上下内外和缓补泻，居中之道尽矣。

山 药 臣。

主补中益气力，除烦热，强阴。治头面游风，头风眼眩，下气，充五脏，长肌肉。久服明目，轻身延年。润皮毛之枯燥，镇心安魂，开心补心，令人不忘。以其凉而能补也。

《珠囊》② 云：治伤中，补虚劳羸瘦，除寒热，治腰痛，去湿。注曰：味甘，气温、平，无毒。入手太阴肺经。天、麦门冬、紫芝为之使。恶甘遂。日干生用，刮去黑皮。淮庆者佳。

白扁豆 臣。

主助脾，和下气③。治霍乱呕吐泻痢。

味甘，气微温热，无毒。制一切草木及酒毒。五六月收炒

---

① 下：原无此字，据《汤液本草》补。
② 珠囊：指李东垣所撰《珍珠囊补遗药性赋》。
③ 和下气：《证类本草》作"和中下气"，义胜。

入药。

有黑白二种。白者温而黑者微冷。入药当用白者。

花：主女人赤白带下。干为末，米饮调服。

芡　实

益精，治白浊，补肾之真元。治痹，止肠风泻血，赤白痢。止女人崩中带下。止腰疼。轻身长志。

味甘，气平，无毒。阴干，去壳，用生者有力。

茯　苓

利窍除湿，益气和中。小便多而能止，大便结而能通。心惊悸而能保，津液少而能进。白者入壬癸，赤者入丙丁。

经云：开胸膈，消水肿，安胎，治淋漓，伐肾邪，长阴益气力。久服安神养颜，不饥延年。

洁古①云：疗虚劳，补心脾，除寒热，止渴消痰。赤茯苓：破结气，破血利水道。

《象》生②云：服多者，大损人真气。

《十书》云：白者入肺、胆、膀胱，赤者入脾。又云：入膀胱肾经之剂。

丹溪云：淡能利窍，甘以助阳。除湿之圣药也。利腰间血及小便黄赤者。若小便自利或数者，服多则大损人目。若汗多之人服多，则损其气，以其利小便之过也。

味甘淡，气温、平，无毒。降也。阳中阴也。恶白蔹。畏牡蒙、地榆、雄黄、秦艽、龟甲。忌醋忌酸物。得松之余气而成。采取阴干，去皮用。中有赤筋最损目。又云：赤泻白补。

---

① 洁古：张元素的字。

② 生：此为衍字。

古无是说。

茯 神

辟不详，养精神，定心气，补虚劳。

《珠囊》云：宁心益志，令人不忘。

《经》云：治风眩风虚，五劳口干，止惊悸恚怒，健忘，开心益志，安魂魄，养精神。

《十书》云：治心下急痛坚满，利小便。

味甘，气平，无毒。去木用。即茯苓抱根而生者。每生处止一二枚。若茯苓所生处，多至三四十斤矣。

白 术　君。

利水道，有除湿之功。强脾胃，有进食之效。佐黄芩，有安胎之能。君枳实，有消痞之妙。

《经》云：消痰温胃而止吐泻。炒则补脾，生则除胃中火。与黄芪、人参同用，能补气，有动气者不宜服。

《象》先云：和中益气，利腰脐间血。去诸经之湿，驱一切风。

洁古云：非白术不能去湿，非枳实不能消痞。大抵是除湿利水道之剂。如何本草言益津液？误矣。

味甘，气温，无毒。又云：苦、甘。可升可降，阳也。入手太阴肺、少阴心、足阳明胃、太阴脾、少阴肾、厥阴肝诸经之剂也。防风、地榆为之使。入药生用。又云：米泔浸一二时，刮去皮，土炒用。忌桃、李、雀、鸽及菘菜、青鱼等物。

七潭云：不必泔浸。暖胃炒用，其余皆生用可也。

苍 术

《珠囊》云：补中除湿，力不及白；宽中发汗，功过于白，主治与白术同。《赋》曰：治目盲，燥脾胜湿。

东垣云：健胃安脾。

海藏①云：苍、白有止汗、发汗之异。

本草言术②，不分苍白。其苍术别有雄壮之气，以其经泔浸、火炒，故能出汗，与白术止汗特异耳。用不可以此代彼。

沙　参　臣。

《经》云：治血积惊气，除寒热，补中益肺气。

《汤液》云：疗脾胃心腹痛，结热邪气头痛，去皮间邪热，安五脏。肺受寒邪，宜人参；肺受火邪，宜沙参。

东垣云：人参补五脏之阳，沙参补五脏之阴，安得不异乎？

海藏云：易老取沙参代人参，取其甘也。若微苦则补阴，甘则补阳。《经》虽云补五脏，必须各用本脏药为佐使，引之则可。

葛洪云：主卒得诸疝，小腹及阴中相引，痛如绞，自汗出欲死者，细末酒调方寸匕，立差。须要真者。

《日华子》云：治恶疮疥癣及身痒，排脓，消肿毒。

玄　参　使。

治结热毒痈，清利咽膈，消瘟疫邪气，驱无根之火，乃圣药也。

《汤液》云：少阴肾经之君药，治暴结热③。

朱氏云：主热风喉痛，止健忘，消肿毒。

东垣云：治伤寒劳复，止烦渴，散颈下核及痈肿。

---

① 海藏：王好古的号。

② 术：据《汤液本草》补，原脱。

③ 治暴结热：《汤液本草》中无。

《日华子》云：疗心腹热痛坚癖，补肾，令人明目。

微苦、咸，性微寒，无毒。恶黄芪、干姜、大枣、山茱萸。反藜芦。三四月采根，晒干。凡采时，用蒲草重重相隔。蒸熟，日干。勿犯铜，饵之噎人喉，丧人目。即山芝麻也。

苦　参　一名地槐。

攻肠风，消痈毒疮肿，杀疳虫，破癥结，及脚膝人面疮。《经》云：主心腹结气，癥瘕积聚，黄疸，溺有遗沥，逐水除痈肿，补中明目。止泪，养肝胆气，安五脏，定志益精。

伊训曰：除伏热肠澼，止渴，醒酒，利小便。

丹溪云：平胃气，令人嗜食。治热毒及肠风泻血，利九窍，疗恶疮，下部蜃①。

味苦，气寒，无毒。玄参为之使。恶贝母、菟丝、藜芦。少入汤饮，多入丸散。

贝　母　臣。

清痰止咳嗽，利心胆。

《经》云：主烦，淋沥疝瘕，喉痹，乳难，金疮，心腹结满。恶风寒，项直，咳嗽上气，止烦热渴。出汗，安五脏，利骨髓，散胸中郁结之气殊有功。治虚热产难。

注云：味辛、苦，气平、微寒，无毒。厚朴、白薇之为使。恶桃花，畏秦艽、矾石，反乌头。凡用，以滚水泡五七次，去心。入药与连翘同，治颈下瘿瘤。单用为末，可治人面疮。

雷公云：凡用先于柳木灰中炮令黄，擘破，去内口鼻。其有独颗不分瓣、无皱者，号曰丹龙睛②，不入药，误服令人筋

① 蜃（nì 逆）：虫食病。亦作"蜃"。
② 丹龙睛：古代贝母伪品的名称，见于《雷公炮炙论》。

脉永不收。当用黄精、小蓝汁合服立愈。

知 母

泻肾火，补肾水。《赋》曰：止嗽，退骨蒸，截疟。

《珠囊》云：泻无根之肾火，疗有汗之骨蒸。止虚劳之阳胜，滋化源之阴生。

东垣云：主消渴热中，除邪气，肢体浮肿，补中益气，治伤寒久疟烦热。久服令人泄。治热劳传尸，通小肠，消痰止嗽，润心肺，补虚乏，安心止惊悸。仲景白虎汤用此，治不得眠之烦躁。烦属肺，躁属肾。以石膏①为君，佐以知母之苦寒，以清胃之源；缓以甘草、粳米之甘，而使之不速下也。

味苦、辛，性寒，无毒。沉也。阴中阴也。入足太阴、少阴②肾肺二经。《十书》云：入肺肾胃三经，勿犯铁，犯之损肾。若行上颈，酒炒用。

黄 柏

泻下焦隐伏之龙火，安上出虚哕之蛔虫。肚下痛，单制而能除；肾不足，生用而能补。

治痿厥，除湿，除五脏结热。治诸疮，补肾水，降阴火，清小便，止泻痢，及治女人漏下赤白。

《经》云：治肾水膀胱不足，诸痿厥脚膝无力。泻膀胱经火，补膀胱及肾不足，去五脏肠胃中结热，黄疸，肠澼、痔，泄，女子漏下赤白，阴中伤蚀疮。止惊，去肌肤热暴起，目热赤痛，口疮。治淋沥。

---

① 膏：原作"胶"，按文义改。
② 足太阴少阴：据下文"肾、肺二经"，此处应作"手太阴、足少阴"。

《汤液》云：足少阴之剂。肾枯燥，故肾停湿也。栀子、黄芩入肺，黄连入心，黄柏入肾。燥湿所归，各从其类也。

味苦、微辛，气寒，无毒。入足少阴肾经之剂，又为足太阳膀胱引经之药。恶干漆。肉厚鲜黄，出川地者佳。生蜜水浸日干，再用蜜水涂，漫火炙令蜜尽。若用之于上，则用酒拌炒，恐其过于凉也。其川柏皮有千层如纸，锉时细碎不成片者佳。

黄　连　臣。

泻心火，消心下痞满之状；除肠癖，去肠中混杂之红。治目疾暴发之痛，疗疮疡首尾俱同。

《赋》① 曰：治冷热痢、厚肠胃而止泻。酒炒上行，酒浸上行头角。姜汁炒，辛散冲热有功，止惊痫，益胆气。

伊尹曰：苦燥，故入心，乃火就燥也。然曰：泻心其实泻肝也。子令母实，实则泻其子。治血防风为上使，黄连为中使，地榆为下使。

《衍义》② 云：治痢有微血，不可执以黄连，为苦燥之剂，虚者多致危困，实者宜用之。

《十书》云：泻心火，治脾胃中湿热及郁热在中焦，恶心欲吐，心下痞必用之药也。疗下焦虚，坚肾。治火眼暴赤，及诸疮热气，目痛皆伤泪出，明目。肠癖腹痛下痢，女人阴中肿痛，五脏冷热，久下泄澼脓血。止消渴大惊，调胃厚肠，益胆疗口疮。

《汤液》云：治一切风，破宿血，养新血及脉血。

---

①　赋：指《珍珠囊补遗药性赋》。

②　衍义：查《本草衍义》并无此所引之文，此段引自《汤液本草》，另《本草衍义补遗》中连翘条目下有此引文。

《赋》曰：镇肝明目。

味苦，气寒，无毒。入手少阴心经。黄芩、龙骨为之使。恶菊花、芫花、玄参。畏款冬，胜乌头，解巴豆毒，恶猪肉，忌饮冷水。又忌白鲜皮、僵蚕。

胡黄连

治劳热骨蒸及小儿惊痫疳痢。

《本经》云：主久痢成疳，治伤寒咳嗽，温疟，骨蒸，理腰肾，去阴汗。小儿惊痫寒热不下食。霍乱下痢。

伊训曰：治骨蒸劳热，补肝胆明目。治冷热泻痢，益颜色，厚肠胃，治小儿盗汗、潮热往来。

《金柜》① 云：疗女人胎蒸虚惊及三消病，大人五心烦热。味苦，气平寒。又云大寒，无毒。恶菊花、玄参、白鲜皮。解巴豆毒。忌与猪肉同用，令人泄精。

似枯杨柳枝，外黄内黑，拆之尘起如烟者为真。

乳汁浸，点目良。

黄　芩　臣。

中枯而飘者名宿芩，又名片芩。消肺火，消痰利气。酒炒上行。细实而坚者名子芩，又名实芩。泻大肠火，养阴退阳。实芩除湿留热于肌表，子芩滋化源、退热于膀胱。退诸热、治五淋、安胎之圣药也。

《汤液》云：上部积血，非此不能除。又云：色深坚实者治奔豚，脐下热痛。其飘与实，高下之分耳。得厚朴、黄连，治腹中热痛；得五味子、牡蒙、牡蛎，令人有子；得黄芪、白薇、

---

① 金柜：本书的简称。

赤小豆，疗鼠瘘，主诸热黄疸，肠澼泻痢。治痰热。

《十书》云：治痢，脓血稠粘，腹痛后重，身热，胃中热，小腹绞痛，利小肠，治女子淋露下血，小儿腹痛，治奔豚脐下热痛。

味苦，平寒，无毒。可升可降，阴也。入手太阴肺经。山茱萸、龙骨为之使。恶葱实，畏丹砂、牡丹、藜芦。去腐烂入药。

黄 栀 一名木丹，一名越桃。

治心中懊憹，颠倒不眠。理脐下血滞及小便不利，泻肺经火，清胃脘之热，凉心肾，止鼻衄，止渴除烦躁，疗目中热痛，除心胸大小肠之热，止心中烦闷。

《十书》云：止渴，去心中懊憹烦躁。走至高之分。本草不言吐，仲景用此为吐药。栀子本非吐药，为邪气在上，拒而不纳食，令上吐，邪因得以出矣。或用栀子利小便，实非利小便，乃清肺也。肺气清而化生津液，膀胱为津液之腑，小便得此气化而出也。

李杲明之①先生用栀子仁去心胸热，用栀子皮去肌表之热。

《汤液》云：伤寒汗下吐后，胃中实热既亡，又亡津液，脏腑无润养，内生虚热，非此不除。

味苦，性大寒。气薄，无毒。入手太阴肺经。

易老云：轻飘象肺，色赤象火。沉也，阴也。七棱九棱者良。炒用。

丹 参 臣。一名奔马草。

主治心腹邪气，肠鸣幽幽如走水。散寒热积聚，破癥瘕，

---

① 之：原脱，据文义补。李杲，字明之。

止烦满，益气养血，去结气，强腰脊。治脚痹，除风邪留热。

易老云：治脚弱痛痹，腹痛有气作声。

注云：味苦，微寒，无毒。

紫　参　使。

主心腹积聚，寒热邪气，通九窍，利大小便，散肠胃大热。吐血、衄血、肠中聚血，痈肿诸疮，止渴，益精。以其味苦，能散瘀血，治心腹坚胀及女人血闭。

味苦、辛，气寒，无毒。畏辛夷。叶似牡蒙，又似羊蹄，紫花，青穗，皮紫黑色，肉红白色，肉浅皮深。处处有之，俗呼为牡蒙，实非牡蒙，乃王孙草也。

天门冬　君。

保肺气，除热，定喘促，止嗽，补血，润肝心，退虚热。寒多泄者禁服。气喘促者加人参、黄芪服之。

《经》云：养肌肤，益气力，强骨髓，利小便，镇心，润五脏，补五劳七伤，理肺气，治嗽消痰，去风湿痹，杀三虫。冷而能补。久服延年多子，能行步。

东垣云：治心肺虚热虚劳。苦以泄血，甘以助元气，及治血妄行。此天门冬之功也。麦冬、地黄、麻仁、阿胶，润经益血，复脉通心。二门冬、五味子、枸杞，同为生脉之剂。

味苦、甘，平，性大寒，无毒。升也，阴也。入手太阴肺、足少阴肾。地黄、贝母为之使。畏曾青。凡用去心。忌鲤鱼。

麦门冬

退肺中隐伏之火，生肺中不足之金。止燥渴而养阴，补虚劳而除热。

《赋》曰：清心，解烦渴而除肺热。

东垣云：调中，保神，定肺气，安五脏，补心气不足，补肺中元气，理心腹结气，伤中伤饱，胃络脉绝。羸瘦短气，身重目黄，虚劳寒热，口干燥渴，止呕吐，疗痿厥，强阴益精，令人肥健，美颜色，有子。治肺热之功为多，但专主于泻而不专于收也。寒多之人禁服。

洁古曰：治血妄行，补心气之不足。

味苦、甘，平，性寒，无毒。降也，阳中阴也。入手太阴。地黄、车前为之使。恶款冬、苦瓠，畏苦参、青葙子。阴干肥大者佳。去心入药，否则令人烦。

生地黄

凉心火之血热，泻脾土之湿热，止鼻中之衄热，除五心之烦热也。

《赋》曰：宣血更治眼疮。盖能凉血也。

《金柜》云：凉血生血，补肾水，真阴不足，治女人崩血不止，产后血上攻心闷绝，伤身胎动下血，胎不落，及堕坠踠折，瘀血、留血、衄血、吐血，皆捣汁饮之。亦治便血、溺血。治五心烦热，益肾水而治血。脉洪实者宜服。

《汤液》云：并治诸经血热之剂。此药大寒，须斟酌用之，恐损胃气也。

味甘、苦，性大寒，无毒。沉也，阴也。入手太阴、少阴二经。得麦冬、天冬、清酒良。恶贝母，畏芜荑。忌犯铁，令人肾消。忌食萝卜，令人发白。凡用地黄，熟则温补，生则平宣。医家依此用之。采取生时水试之，浮者天黄，半沉半浮者为人黄，沉者为地黄，力佳。人黄次之，天黄力劣尔。

熟地黄　君。

活血气，封填骨髓；滋肾水，补益真阴。治伤寒胫股之最痛，疗新产后脐腹之难禁。

《赋》曰：补血且疗虚损。助心胆气，安魂定魄，止惊。

《秘要》云：折跌绝筋，伤中逐血，长肌肉，填骨髓，除寒热积聚，除痹。治五劳七伤，女子伤中，胎漏下血，破瘀血溺血，利大小肠，补五脏内伤不足，通血脉，益气力，清耳目。脉虚者宜熟地黄，补肾中元气。

《机要》[①] 云：脐下痛者，肾经也，非熟地黄不能除。补肾益阴之剂，剂宜丸，加当归为补髓。

《象》云：假酒力则微温大补，血衰者必用之药。善黑须发。

东垣云：生则性大寒而凉血，熟则性寒而补肾。

味苦、甘，性平、寒；酒蒸则微温，无毒。沉也，阴也。入足少阴、手少阴二经，又入手、足厥阴二经。得麦冬尤良。畏、忌与生地黄同。本同一种，阴干者为生，酒拌蒸九次令黑润者为熟也。一名生、熟节。

当　归　臣。

其用有四：头止血而上行，身养血而中守，梢破血而下流，全活血而不走。

《赋》曰：补虚而养血。当归治血通用之药。除血刺痛，补五脏，生肌，温中，止痛。

陈藏器云：辛温以润内寒，苦以助心散寒。疗虚劳寒热，暖肠胃，止腹痛，补虚冷。治牙痛，破瘀血，驱宿血，养新血，

---

① 机要：此段内容本自《汤液本草》。《机要》疑指金代刘完素的《素问病机气宜保命集》，其中有"如脐下痛，非熟地黄不能除，此通肾经之药也"。

止女人崩中沥血，腰痛漏下，子宫不结实者用此补之。

《药性》云：补女子诸不足。东垣云：斯言尽当归之用矣。

《经》云：主咳逆上气。盖当归血药，如何治胸中之气？夫气能引血，血不能引气，不可信也明矣！

《十书》云：心主血，脾裹血，肝藏血。当归血药也，故入此三经。诸经头痛，俱用细辛。其酒蒸当归，又治头痛。诸痛皆属木，故以血药主之。

味辛、甘，气温，无毒。可升可降，阳也。入手少阴心、足太阳脾、厥阴肝三经。反菖蒲、海藻。畏生姜，恶湿面。阴干，酒浸洗用。盖全用同参、芪，皆能补血。同大黄、牵牛，皆能破血；从桂、附则热，从大黄、芒硝则寒。

川 芎

其用有二：上行头角止痛，助清阳之气；下行血海，调经养新生之血。

《经》云：补血。治血虚头痛之圣药。散肝经之风，主中风入脑头痛，寒痹筋挛缓急，治金疮。

《秘要》云：治妇人血闭无子，除脑中冷痛，面上游风，泪出，多涕唾，诸寒冷气，心腹坚痛，除①恶，急肿痛，胁风痛，温中除内寒。治吐血溺血，破癥结宿血，养新血。非久服之药，能走散真气。

易老云：上行头目，下行血海，故四物汤必用也。

《衍义》云：治头面风不可缺。然非久服之剂，凡中病即止。

东垣云：头痛甚者加蔓荆子，顶与脑痛加川芎，苦头痛者

① 除：《汤液本草》作"中"。

加藁本。诸经苦头痛加细辛。若有热不能治，别有清空之剂。诸经头痛，须用此四味。

味辛，气温，无毒。升也，阳也。入手厥阴胞络、足厥阴肝经。乃少阳本经之药。又云：入手太阴心胞。白芷为之使。畏黄连。形块重重结实，黄色不油者良。实大坚重，内外俱白，锉之成片者，西芎也，不入药。

抚 芎

《赋》云：走经络之痛。

味苦、辛，气温，无毒。

芎 䓖 臣。

去诸风，明目止疮痛，驱风湿，补血清头。

《本草》云：主风入脑头痛，寒痹筋挛，缓急金疮。女人血闭无子。

陈藏器云：除脑中冷痛及面上游风来去，目泪出，多涕唾。忽忽如醉，诸寒冷气，心腹坚痛，中恶卒痛肿痛，胁风痛。温中，治内寒。

《机要》云：白芷为之使。治腰脚软弱，半身不遂。治胎衣不出及腹内冷痛。

《汤液》云：得细辛，同疗金疮，止痛。得牡蛎，治头风吐逆。

味辛，气温，无毒。忌、畏与川芎同。本与川芎一种，小者名芎䓖。白芷为之使。

白 芷 君。

《珠囊》云：去头面皮肤之风，除皮肤燥痒之痹。止足阳明头痛之邪，为手太阴引经之剂。

《经》云：治手阳明头痛，中风寒热，解利药也。散阳明之风，去肺经风热，治风通用之药。治女人漏下赤白，血崩血闭，阴肿寒热，头痛侵目泪出。长肌肉，泽颜色，可作面脂，疗风去面𪒏①疵瘢。治心腹血刺痛及呕逆，明目止泪。治女人沥血腰痛，破宿血，补新血，疗痔漏、乳痛发背，排脓生肌，止痛。

味辛，气温，无毒。升也，阳也。阳明经引经药。手阳明经本经药。行足阳明经。当归为之使。恶旋覆花。不蛀者良。处暑前后三日收者不蛀。

藁　本

治寒邪客于太阳经，头痛颠顶痛，头风腰痛，及流风四肢。治一百六种恶风，小儿疝疾。主女疝瘕②，阴中寒肿痛。清小便血及腹中急。去皮肤疵𪒏𪒏疱，长肌肉，悦颜色，可作沐药面脂。出粉刺及酒齄。与木香同辟雾露瘴气。

味苦、辛，性微温，无毒。升也。阴中阳也。太阳小肠、膀胱本经去风之药为妙。恶䕡茹，畏青葙子。采根日干用。

细　辛　臣。

止少阴合病之头痛，散三阳数变之风邪。

《赋》曰：去头风，止嗽，疗赤痛。

《经》云：主咳嗽逆，头痛脑动，百节拘挛，风湿痹痛，死肌，温中下气，破痰，利水道，开胸中滞，除喉闭、齆鼻③，风。益肝胆精气，明目，利九窍，去口臭，添胆气，去皮气湿

---

①　𪒏（gǎn 敢）：皮肤黧黑枯槁。

②　疝瘕：病名。或因风热与湿相结而致小腹热痛，溺窍流白色黏液；或因风寒气结，腹皮隆起，腹痛牵引腰背。

③　齆（wèng 瓮）鼻：因鼻孔堵塞而发音不清。

痒，止眼中风泪，除齿痛。治女人血闭，血沥腰痛，小儿癫痫。

易老云：治少阴头痛头风如有神。又云：治头风不可缺。

《衍义》云：得归、芍、芷、芎、牡丹、藁本、甘草，共疗妇人诸疾。得决明、鱼胆、羊肝，共治目痛。

味辛，性温。气厚于味，无毒。阳也，升也。手少阴心引经之药。恶狼毒、山茱萸、黄芪。畏滑石、硝石，反藜芦。出华阴者良。阴干，忌生菜。单用末不可过。气寒而不通者死。独活、曾青、枣根为之使。

杜　蘅　使。一名马蹄香。

止气奔喘促，消痰，破留血。治风寒咳逆。香人衣体。

《经》云：主胸胁下逆气，温中，治风入脑户头肿痛，多涕泪出，眩倒，除气臭，令人不忘。得辛夷、细辛良。

味辛，性温，无毒。一名马蹄香。叶似马蹄，根似细辛。即马蹄辛也。恶柴胡、前胡①。

白芍药　臣。

扶阳气，大除腹痛；收阴气，陡健脾经。堕其②胎，能逐其血；损其肝，能缓其中。

《赋》曰：补虚而生新血，退热尤良。

《本草》云：能利小便，以肾主大小二便。此药益阴滋肾，故小便得通也。

《汤液》云：腹中虚痛，脾经也，非此不除。补津液停湿之剂也。

陈藏器云：治时行寒热，中恶腹痛，腰痛，消痈肿。主治

---

① 胡：原脱，据文义补。
② 堕其：原脱，据《珍珠囊补遗药性赋》补。

邪气，止中部腹痛，除血痹，破坚积，寒热疝瘕，止痛，利小便，益气，通顺血脉，缓中，散恶血，逐贼血，去水气，利膀胱、大小肠。

丹溪云：脾经之药。散湿及腹痛，胃气不通，肺燥气热。以其酸收、甘缓，下利必用之药。俗云"白补赤泻"。

《衍义》云：白补、赤散，泻肝补脾胃，酒浸行经。止中部腹痛。血虚寒人禁服。古云：减芍药以避中寒。

东垣云：涩者为上。或问：古今方中多以涩为收，今《本经》有利小便一句。何也？东垣云：芍药能停诸湿而益津液，使小便自行，本非通利之药。又问：有缓中一句，何为缓中？东垣云：损其肝者缓其中。又问：当用何药以治之？东垣云：当用四物汤。以其内有芍药故也。赤者利小便、下气；白者止痛散气。大抵为收降之药，故能至血海九地之下，循至厥阴经也。

《象》云：补中焦之药，得炙甘草为佐，治腹中痛。

味苦、酸，平，性寒，有小毒。入手足太阴脾肺二经。可升可降，阴也。没药、乌药、雷丸为之使。恶石斛，畏硝石、鳖甲、小蓟。反藜芦。有赤白二种。白者止腹痛，须炒用，又能散血，治女人血闭。赤者利小便、下气、

赤芍药

破血而疗腹痛，亦解烦热。赤、白二芍药，酒浸炒，与白术同用则能补脾，同川芎则能泻肝，同参、芪则能补气。新产后不宜便服。

味苦、辛，性寒，有小毒。伏忌与白术同。二八月收取。

桔 梗 臣。

止咽痛，除鼻塞，利膈气，治肺痈。一为诸药之舟楫，使

诸药不能下沉；一为肺部之引经，升药气行于至高之分，下气宽胸之剂也。

东垣云：治痢，破血，去积气，消积聚痰涩气促，除腹中冷痛，主胸胁痛如刀刺，腹满肠鸣，惊悸。疗咽痛，下蛊毒。治肺气奔促咳逆，肺痈排脓。

又曰：和五脏，补血。一曰：止霍乱转筋。

《汤液》云；如大黄苦泄峻下之药，欲引至胸中至高之分成功，非此辛甘之剂不能升之。

味苦、辛，性微温。一云：性平，无毒。升也，阴中阳也。入手太阴肺、足少阴肾二经。畏白及、龙眼、龙胆草。凡用去芦及两畔①腐枝，米泔浸一宿，烘干用。

乌 药

理男妇一切冷气刺痛，主中恶腹痛，蛊毒痊忤②鬼气，宿食不消，天行疫瘴，膀胱冷气，攻冲背膂③。女人血气，小儿腹中诸虫。

《十书》云：补中益气，专止小便滑数。治霍乱反胃吐食，泻痢，痈疖疥癞。又治猫犬百病。

辛，气温，无毒。入足阳明胃、太阳膀胱、少阴肾三经。去土、去皮用。

---

① 畔：边。

② 痊忤：犹中恶。由于冒犯不正之气所引起。其症状或为错言妄语，牙紧口噤；或为头旋晕倒，昏迷不醒。

③ 膂：脊梁骨。

新刊药性要略大全卷之三

厚 朴

其用有二：苦能下气，去实满而泄；温能益气，除湿满散结调中。

《赋》曰：温脾胃，去呕膨，清痰之剂。

《经》曰：治腹胀，厚肠胃，主中风伤寒，头痛寒热，惊悸，气血痹，死肌。去三虫，治霍乱腹痛胀满，胃中冷逆①，胸中呕不止②，泻痢，淋露。

《十书》云：温中益气，又能消痰下气。果泻气乎？果益气乎？与枳实同用，能泻实满，是消痰下气也。与陈皮、苍术同用，能除湿满，是温中益气也。与解利药同用，治伤寒头痛。与痢药同用，则厚肠胃。各随佐使。大抵苦温之药，用苦则泻，用温则补。

味苦、辛，性温，无毒。可升可降，阴中阳也。干姜为之使。恶泽泻、寒水石、硝石。肉厚紫色者佳。去粗皮，姜汁炒用。

陈 皮

《珠囊》云：留白者补胃和中，去白者消痰泄气。

《赋》曰：导逆气，去呕痰，开胃，疗霍乱，止泻。去寸白虫。

《象》云：能益气。加青皮减半，去滞气，推陈致新。

---

① 逆：原脱，据《汤液本草》补。
② 止：原脱，据《汤液本草》补。

《心法》云：有白术则补脾胃，无白术则泻脾。然勿多用。

《机要》云：益气利肺。有甘草则补肺，无甘草则泻脾。

味辛、苦，性温，无毒。可升可降，阳中阴也。陈久者良。

又云：大和脾胃，去痰，导壅滞逆气。

青皮 一名狗橘①。

破滞气，愈低而愈效；削坚积，愈下而愈良。引诸药至厥阴之分，下饮食入太阴之仓。

《赋》曰：快膈除膨，利脾之剂。

《汤液》云：有滞气则破滞气，无滞气则损真气。

东垣云：足厥阴肝经引经药也。治气滞，消食，破积滞及膈气。

味苦、辛，性温。又云：寒，无毒。沉也，阴也。入手少阳三焦。凡用去穰。麸炒用。出河州。

枳壳

《珠囊》云：消心下痞塞之痰，泄腹中壅滞之气，推胃中隔宿之食，削腹中连年之积。

《赋》曰：宽中下气，缓于枳、术。

扁鹊云：专破至高之气，利胸中气，胜湿化痰。主风痒麻痹，通利关节。治遍身风疹，肌平如麻豆。恶疮痒。劳气咳嗽，背膊闷倦，散留结胸膈痰滞，逐水消胀满，大肠风，止风痛，安胃。枳壳高，主皮毛胸膈之病；枳术低，主心胃之病。

《金柜》云：宽胸安胃，消食，泄肺气，止风痛。

---

① 狗橘：即枸橘。按，枸橘与青皮二种植物来源不同，青皮为芸香科植物橘及其栽培变种的幼果或未成熟果实的果皮，而枸橘为芸香科植物枸橘幼果或未成熟果实。

味苦、酸、辛，性微寒，无毒。沉也，阴也。阴干，陈久者良。去穰，麸炒入药。

枳　实

消胸中之虚痞，逐心下之停水。化日久之稠痰，削年深之坚积。

《赋》曰：宽中下气速于枳壳。除伤寒结胸痰癖，驱寒热，破积结，消痰。

《经》云：治心下痞痛，散气，消宿食，破水积。主大风在皮肤中，如麻豆苦痒。止痢，长肌肉，利五脏，益气。除胸胁痰，消胀满，痞①痛逆气，胁风痛，安胃气，止溏泄，明目。佐以人参、干姜、白术，则能益气；佐以大黄、芒硝、牵牛，则能破气。此《本经》②所以言益气而又言消痰泄气也。

东垣云：非白术不能去湿，非枳实不能消痞。枳壳主高而枳实主下。高者主气，下者主血。主气者在胸膈，主血者在心腹。

味苦、辛，性微寒，无毒。沉也，阴也。陈久者良。水浸去穰，锉碎，麸炒用。

半　夏　使。一名守田。

《经》云：消心腹胸膈痰热满结，咳嗽上气，心下急痛坚痞，时气呕逆，消痈肿，堕胎。主伤寒寒热，心下坚。下气，咽喉肿痛，头眩，胸胀咳逆，肠鸣，止汗，疗痿黄，悦泽面目。

《十书》云：生令人吐，熟令人下。能胜脾之湿，所以化痰。渴者禁服之。

---

① 痞：原脱，据《汤液本草》补。
② 本经：下文实出《证类本草》。

《珠囊》云：除胃中湿。治胃中寒，化痰涎，大和脾胃气。治太阴痰厥头痛，却一切风痰，止呕嗽逆及咽喉肿痛。

《药性论》① 云：俗用为肺药，非也，止吐为足阳明胃，除痰为足太阴脾。小柴胡中虽为止呕，亦助柴胡，能止恶寒，是又为足少阳胆经也。又助黄芩，能去热，是又为胃经足阳明也。往来寒热，在表之中用此，有各半之意，所以名半夏。

孙思邈曰：肾主五液，化为五湿。自入为唾，入肝为泣，入心为汗，入脾为痰，入肺为涕。有涎曰嗽，无涎曰咳。痰者，因咳而动脾之湿也。

岐伯云：半夏能泄痰之标，不能泄痰之本。泄本者，泄肾也。咳无形，痰有形。无形则润，有形则燥，所以为流湿润燥也②。

味辛，平。生微寒，熟温。有毒③。降也。阳也。入足阳明胃、太阴脾、少阳胆。射干、柴胡为之使。恶皂荚，畏雄黄、生姜、干姜、秦皮、龟甲。反乌头。陈久者良。须用沸汤洗五七次，令滑净。或用姜制，不然戟人喉。用此必须入生姜数片，制其毒。忌羊肉血、饴糖、海藻。于五月夏至生，故名半夏。小满前后及八月皆可采取。

南 星

坠中风不省之痰毒，主破伤如尸之身强。

《赋》曰：醒脾，去惊风痰吐。主金疮伤折瘀血。取根捣敷伤处，治扑损瘀血。治蛇虫咬，敷疥癣毒疮。

---

① 药性论：此引文出自《汤液本草》。
② 孙思邈……润燥也：孙思邈著作中无此下文字，《汤液本草》此段作"经云"。
③ 毒：原脱，据《汤液本草》补。

朱氏云：散血堕胎，消肿下气，止脑疼怔怖。

味苦、辛，平，有毒。可升可降，阴中阳也。畏附子、生姜、干姜。沸水泡七八次，或炮用，治与半夏同。

蒟蒻

主痈肿风毒，用醋摩敷肿上。

味辛、咸，有毒。形、苗、叶皆似南星。吴人取其根摩细，用稻草灰制之，可作腐食。

前 胡 使。

除内外之痰实，治胸胁痞满及伤寒寒热。

《经》云：主痰满胸胁，心腹结气，止嗽，开胃，下食下气。疗反胃呕逆，气喘，霍乱。

注云：破癥结，安胎，通五脏，去头风。

味甘、辛、微苦，性凉，无毒。半夏为之使。恶皂荚，畏藜芦。

雷公云：去芦，去土，细锉。用甜竹沥浸润，晒干收用。

柴 胡

《珠囊》云：主治两傍胁下痛，日晡潮热往来生。在脏调经内主血，在肌主气上行经。手足少阳，表里四经。

《赋》曰：发肌解表，次于干葛。

《经》云：解肌热，去早晨潮热，去往来似疟之寒热。去肠胃中结气，饮食积聚，寒热邪气，推陈致新。除伤寒心下烦热，诸痰热结胸中，大肠停积水胀及湿痹拘挛。可作汤浴。少阳厥阴行经之药也。

《汤液》云：在经主气，在脏主血。佐以三棱、广茂、巴豆之类，能消坚积，是主血也。女经适来适断，加以四物，并秦芄、牡丹之辈，为调经之剂。能引胃气上升，苦寒以发表①；能引清气上行阳道，善除阳明经头痛。

东垣云：治伤寒邪热，此为最要之药。能引清气上行阳道，又能引胃气上升而行脊膂者也。

《衍义》云：柴胡《本经》并无一字治劳，今人治劳鲜有不用者，误世多矣。须当审其虚实轻重，斟酌用之。《日华子》所谓"味甘补五劳七伤，除烦止惊，益气力"者，误也。《药性论》亦云：治劳乏羸瘦。若此等病，苟无实热，医者取而用之，不亡何待？注释本草药性，一字不可忽，盖贻后世之误无穷也。可不谨哉！

味苦，平，性微寒，无毒。升也，阴中之阳也。少阳、厥阴引药也。半夏为之使。恶皂荚，畏藜芦、女菀。若止是虚劳，无实热之人，不宜多服。

银柴胡

解皮肤热及骨蒸劳热，治暴赤痛火眼，喉痹，疗大人小儿一切热症。泻手少阴、太阴、足厥阴诸经火邪。防风为之使。得胡黄连良。

味苦，平，性寒，无毒。功效略与柴胡同。

葛　根

发伤寒之表邪，止胃虚之消渴；解中酒之苦毒，治往来之温疟。

《赋》曰：发肌解表，出汗开腠理。

《经》曰：疗伤寒中风头痛，治天行热气呕逆，开胃下食，

---

① 表：《汤液本草》作"表热"。

解酒毒，疗金疮，止痛，肠风痛。葛根汤，阳明自中风之仙药。若头颅痛者不可服。太阳经初病，未入阳明者，不可便服，是引贼破家也。

《汤液》云：主治消渴，身大热，呕吐。

味甘，平，性微寒，无毒。可升可降，阳中阴也。阳明引经之药，足阳明行经之药。

又云：性浮轻，无毒。杀野葛、巴豆毒及百药毒。五月采根日干。入土深者佳，去皮用。

生根汁：寒。治消渴，伤寒壮热。起阴气，解诸毒。

葛粉：味甘，大寒，无毒。去烦热，利大小便，止渴。解鸩鸟毒及丹药诸毒。叶：疗金疮止血。

升　麻

《珠囊》云：引葱白散手阳明之风邪，引石膏止足阳明之齿痛；引诸药游行四经，升阳气于至阴之下。

《赋》曰：消风热肿毒，发散疮痍。升提阳气上行。

《经》曰：解百毒，杀百鬼精邪气，瘟疫瘴气，蛊毒入口皆吐出。中恶腹痛①，毒疠，头痛寒热，风肿，喉痛口疮。能解肌肉间热。此手足阳明经伤风之的药②也。并治小儿惊痫。

朱氏云：衄血吐血者，犀角地黄汤，乃阳明经圣药。如无犀角，以升麻代之。二药性味相远，何以代之？盖升麻能引地黄等药入阳明耳。

易老云：若用补胃药，非此为引不能补也。得葱白、白芷之类，亦能走手足阳明、太阴。脾痹非得升麻不能除。又云：

---

① 痛：原脱，据《汤液本草》补。
② 的药：正对疾病的标准用药。

发散本经风邪。

味甘、苦，性平，微寒，无毒。阳明本经之药，亦走手阳明、太阴二经。形轻而坚实、青绿色者佳。去腐烂黑皮用。

麻　黄　君。

其用有二：其形中虚，散寒邪而发表；其节中闭，止盗汗而固虚。

《赋》曰：表寒邪而疗咳嗽。

《经》云：发太阳、少阴经汗。主中风伤寒、无汗头痛，咳嗽上气，温疟，去邪热，除寒热，破癥瘕坚积聚，泄五脏遍身邪恶气，缓急风，胁痛，字乳①余疾。消赤黑斑毒，治遍身毒风，皮肉不仁。不可多服，令人虚。

《碎金录》云：茎发汗，通九窍，通腠理，解肌，逐毛孔皮肤风。根节又能止汗。

东垣云：手太阴肺经之剂。桂枝为手少阴心经之剂，故伤寒伤风而嗽者，用麻黄桂枝。即汤液之源也。

味苦、甘，性温热，无毒。升也。阴中阳也。手太阴肺经之剂。入足太阳，走手少阴、阳明经药。厚朴为之使。恶辛夷、石韦。立秋采，阴干令青。陈久者良。

雷公云：凡用摘去节、根，先煮一二沸，去上沫，不则令人烦闷。

《提金》云：将热醋汤略浸片时，捞起阴干用。庶免大发汗。欲大发汗，生用，不须制。

桂

气之薄者，桂枝也；气之厚者，肉桂也。气薄则发泄，桂

---

① 字乳：生产。

枝上行而发表；气厚则发热，肉桂下行而补肾。此天地亲上亲下之道也。

《赋》曰：疗肾冷，止汗如神。

《经》曰：温中，和肝肺气。心腹寒热冷痛，霍乱转筋，头、腰痛，止烦，止唾①，咳嗽鼻齆。能堕胎，坚骨节，通血脉，宣通百药。无所谓。其心半卷、多脂者，单名桂。入药最良。

味辛，性热，有小毒。浮也。百药无所畏。杀草木毒。止忌生葱。凡使刮去粗皮。

筒　桂　使。一名菌桂。

治百病，养精神，和颜色。为诸药先聘通使。

味辛，性温热，无毒。出交趾②国。此桂无骨，正圆如筒，故名筒桂。

肉　桂　一名牡丹。

治上气咳逆，结气喉痹吐吸，心痛、胁风胁痛，温经通脉，止烦，出汗，利关节，补中益气。此桂味厚于气。

《经》云：治奔豚气，能通脉。

味辛，气温，无毒。

《本草》言桂有小毒，亦从类化。若与芩、连为使，小毒何施？与乌、附为使，只是得全热性。与人参、麦冬、甘草同用，能调中益气。若与巴豆、硇砂、干漆、穿山甲、水蛭、虻虫有毒之类同用，则小毒化为大毒。其类化可知矣。

---

① 唾：原脱，据《汤液本草》补。
② 交趾：亦作"交阯"，古地区名，相当于今广西、越南一带。

仲景云①汤液用桂枝发表，用肉桂补肾。其气之清浊上下，一定之理也。此药可以久服，能护荣气，能实胃气，则在足太阳膀胱经也。

桂心：入手少阴，是血药也。故《经》言通脉。

七潭云：气行则血行。但导其气，以血药佐之，其血自行矣。

或问：汤液发汗用桂枝，补肾用肉桂，小柴胡止云加桂，何也？答曰：肉桂大辛，春夏禁用。其治表寒，当看时令。故只云加桂而已。秋冬治下部腹痛，非桂不能止也。专治奔豚气痛。

桂　心　君。一名紫桂。

杀草木毒。专治九种心痛，杀三虫，破血通经。及胎衣不下，除咳逆，结气壅痹，止腹气冷痛下痢，鼻中息肉，软脚痹不仁。

味苦、辛，性温，无毒。桂心入手少阴心经，桂枝入足太阳膀胱。桂心即桂枝也。

桂　花

味薄。三等桂皆有花，大小枝皆名桂枝，即桂心也。

紫　苏

下气散寒。治心腹胀，止霍乱转筋，开胃下食。并一切冷气脚气，通大小肠，止呕吐反胃，消五膈，止嗽，润心肺，消痰气。治腰脚中湿。

---

① 仲景云：张仲景著作中无此下文字，《汤液本草》此段作"仲景汤液用桂枝发表，用肉桂补肾"。

味辛，性热，无毒。茎叶皆可用。其茎降气尤速。

苏 子

治气喘逆，润心肺，消痰下气涎，调中止霍乱呕吐，吐血衄血。

味辛、甘，性温，无毒。凡用炒研入药。

玄胡索

活精血疗产后之疾，调月水治胎前之症。

《赋》曰：理腹中气痛凝血，调经有助。调理血气之药也。

《十书》云：治心气痛、小腹痛如有神。主破血，产后诸疾，因血为病者，妇人月水不调，腹中结块，崩漏淋露，暴血冲心，因损下血。暖腰膝，破癥瘕。

味苦、辛，性温，无毒。可升可降，阴中阳也。生奚国①。形如半夏，色黄如蜡。凡用时须以盐水拌炒入药。入手、足太阴脾、肺②经。

葫芦巴

治元气虚冷及虚冷之疝气。得附子、硫黄，治肾虚冷；得茴香、桃仁治膀胱冷气。腹胁胀满，面色青黑，此肾疝也。

味苦，气温。纯阳，无毒。云是番萝卜子。春生苗，夏结子。至秋采之。

补骨脂　一名破故纸。

《本经》云：主五劳七伤，虚冷，骨髓伤败，肾冷精流，及

---

① 奚国：唐时奚族所建之国。《旧唐书·北狄传·奚》："奚国，盖匈奴之别种也，所居亦鲜卑故地，即东胡之界也，在京师东北四千余里，东接契丹，至西突厥，南拒白狼河，北至霫国。"

② 肺：此上原衍"肺"字，据文义删。

妇人血气堕胎。

伊训云：主男子腰痛膝冷囊湿，逐诸冷痹，止小便勤。

又云：温肾，补精髓与劳伤绝，梦泄遗精。

《金柜》云：治冷劳，明目，暖腹兴阳事。入药炒用。

味苦、辛，气大温，无毒。恶甘草，忌芸薹、羊肉、羊血。

雷公云：酒浸一宿，用东流水洗净，文武火蒸半日，晒干入药。

骨碎补　使。一名猴孙姜。

疗打折伤损骨碎之症。主骨中毒风，气血疼痛，五劳六极，口手不收，上热下冷。又治恶疮，杀虫。

味苦，性温，无毒。根橡树上，能补骨碎，故名焉。凡削去毛入药。

狗　脊　一名金毛狗脊。

朱氏云：缓腰背强急，寒湿腰膝痛，失溺。

《象》云：治毒风，软脚湿痹。补男女肾气虚热，续筋骨及女人伤中，关节重痛。

味苦、甘，平，微温，无毒。萆薢为之使，恶败酱。

雷公云：细锉，酒拌蒸，从巳至申，焙干，去毛用。

菟丝子　君。

补肾明目。专治男子虚寒，腰膝冷痛，补髓添精，强阴器，坚骨。

《秘要》云：主茎中寒精自出及余沥。口苦燥渴，寒血为积。久服明目，轻身驻颜。止消渴。

味辛、甘，气平，无毒。得酒良。

雷公云：酒浸蒸熟，杵烂作饼晒干，再研为末。少入汤饮，多入丸散。

胡麻子

补虚益气，长肌肉，填骨髓，延年益寿。其效不能尽述。

李师云：明目，耐饥，坚筋骨，疗金疮止痛，及伤寒温疟大吐后、虚热羸困。养五脏。

味甘，气平，无毒。似巨胜子。俗云三角胡麻。四角胜。

大麻子　一名麻仁。

补中益气，润胃，利六腑之燥坚。治阳明汗多，胃热便难，逐水，利小便，破积，复血脉，及治女人产后余疾。

东垣云：治大肠风热结涩及热淋。长发，入沐药。

《经》云：燥者润之。仲景以麻仁润燥及通肠也。久服令人肥健。

味甘，平，无毒。入手阳明大肠、足太阳脾二经。九月收取。入土者损人。

雷公云：用帛包，沸汤浸之。汤冷取出，垂井，勿令有水。次日取出晒干，新瓦上搂去壳用。又有炒去壳用者。北人取其油燃灯及食用。

苘麻子　一名苘术。

主赤白寒热痢。破痈肿。

味苦、甘，性平。无毒。

白油麻　一名芝麻。

治虚劳，滑肠胃，行风气，通血脉，润肌肤。与乳母生食，儿不发客热。久食抽人肌肉。生寒熟热。通大小肠。治蛔虫绞痛。敷一切疮，杀诸虫诸毒。

味甘，性大寒，无毒。凡治饮食，须逐日熬用。经宿者动气。有牙齿并脾胃疾者，切不可食，食之引嗽。哮嗽者忌服。

香油可煎膏，生肌止痛，消痈肿，补皮裂，引咳嗽。

覆盆子

治男子肾虚精竭阴痿①，极能益精，妇人食之有子。

味甘、酸，气平，微温，无毒。四、五月采。

金樱子

治遗精滑泄。

《云经》云：炒，止泻血，崩中，带下。

《汤液》云：疗脾泄下痢，止小便勤，涩精气。捣汁熬膏，久服轻身不老。其汁如糖，堪酿酒服。

味甘、苦，气微温，无毒。俗呼卣②樱，开白花，有刺。

肉苁蓉　臣。

补中，除茎中寒热痛，养五脏，强阴益精气，令人多子。暖腰膝，止腰痛，泄精，尿血余沥，命门相火不足者，以此补之，大壮阳气，止痢。疗女人癥瘕崩中，赤白带下。除膀胱邪热。

《珠囊》云：补五劳七伤，填精益肾，扶男子阳绝不兴，治女人阴绝不产。

味甘、酸、咸，性微温，无毒。端午日取，阴干，先用酒浸一宿，刷取浮甲，擘破，中心去白膜，须③用酒蒸酥，炙用。

肉苁蓉出西方，形广而扁，肉厚味美。草苁蓉出北方，根

---

① 痿：原作"痿"，形近之误，据《古今医统大全》卷九十五《本草集要》覆盆子条改。

② 卣（yǒu 有）：古代一种盛酒的器具，口小腹大，有盖和提梁。

③ 须：原作"脚"，义不明，据《证类本草》卷七肉苁蓉条改。

短而形圆，紫色肉薄，功力劣尔。

锁 阳

补虚绝与劳伤。

味甘、咸，无毒。酥炙用。一云苁蓉根。

牛 膝　君。

补精，强足，疗脚痛腰痛，破瘀血，下胎。

《经》云：主寒湿痿痹，四肢拘挛，膝痛不能屈伸，续筋骨绝，封填骨髓，除脑中痛及腰脊痛，通女经，补肾，治阴痿，逐恶血，破癥瘕结，排脓止痛，补虚劳，助十二经脉。

味苦、甘、酸，性平，无毒。恶龟甲，畏白鲜皮。采根阴干。长大柔润者良。去芦，酒洗用。忌食牛肉。

杜 仲

益肾填精，去腰脊重痛，坚筋骨，强志，除阴下湿痒，小便淋沥，脚中酸疼。

味辛、甘，性平，温，无毒。恶蛇蜕玄参。姜汁炒、去丝用。

雷公云：杜仲去皮一斤，用酥二两，蜜三两，炙尽为度。单用蜜亦可。

诃 子　一名诃黎勒。

生津止渴，治嗽开音。疗滑泄，主冷气心腹胀满闷，及能下食。

《经》云：黑髭发，消痰，破结气，除烦。治水调中，止泻利霍乱，奔豚肾气，肺气喘急，消食开胃，止肠风泻血，崩中带下，胎漏①，胎动胀闷。

李氏云：消痰下气，除胀满，进食。其子未熟时飘坠者，为之随风子，尤珍贵。益小者益佳。

张仲景云：肝气上逆，急食苦以泻之，以酸补之。诃子苦重酸轻，苦重泄气，酸轻不能补肺，故嗽药中不用。气虚人不宜多服，以其能涩肠而又泄气故也。

味苦、酸，气温。性急喜降，无毒。六棱，黄而带黑色、肉厚者佳。煨熟，去核去皮用，极能止泻和胃也。

黑附子　使。

疗虚寒翻胃，更壮元阳。除六腑之沉寒，补三阳之厥逆。其性浮而不沉，其用走而不守。主风寒嗽逆，温中。

《珍》云：治脾湿肾寒，破癥瘕积聚，腰脊风寒，心腹冷痛，霍乱转筋，下痢赤白，坚肌骨，堕胎。寒湿踒躄②拘挛，膝痛脚痛，冷弱不能行步。又治金疮。

《象》云：得白术为佐，除寒湿之圣药也。

黑附子，浮中沉无所不至。故行而不息，非比干姜止而不行。大热之剂，非身表凉而四肢厥者，不可轻服。有大热毒，故以治四逆也。

味辛，性热，有大毒。浮也，阳中阳也。通行诸经引药。又云：入手少阳三焦命门之剂也。地胆为之使。恶蜈蚣，畏防风、黑豆、甘草、黄芪、人参、乌韭。冬月采者为附子，春采者为乌头。凡用以水煮，火炮令裂，表里皆黄。去皮脐用。

---

① 漏：原作“满”，据《证类本草》卷十四诃梨勒条改。
② 踒躄（wō bì 窝必）：腿脚不利，不能行走，犹瘫痪。踒，扭伤。躄，跛脚。

俗方每以甘草、人参、生姜相配用者，欲使制其毒也。又云：其形端正平圆者为附子，尖歪者为川乌。

丹溪云：用童便浸煮，以杀其毒，且可助下行之力，入盐尤健。此佐使之行药。世俗用为治风及补药，杀人多矣。

《提金》云：治伤寒用附子者，去皮脐，无一两一个者，用黄连、甘草各三分，盐水、姜汁各一盏，煮附子一沸；又入童便半盏，煮三沸，捞起阴干，入磁器盛贮，伏地气一昼夜，出火毒，庶不为害。一两重一枚者无毒，生用，不须制。

《汤液》云：乌头、附子、天雄、侧子之类，水浸炮裂，去皮脐用。多有外黄里白，烈性尚在，莫若乘热切作片，再炒令表里皆黄，烈性尽去为良。世人罕如此制也。

侧　子　即附子之傍出者。

治痈肿风痹历节，脚冷痛，寒热鼠瘘。能下胎。

味辛，大热，有大毒。即附子之傍出者为侧子。

天　雄　即附子之长者。

散寒，去风湿，助精阳。强骨，破积。治历节风痛。

味辛、甘，性热，有大毒。远志为之使。忌豉汁。细长至二三寸，及顶不平正者，天雄也。

面包煨黄，去皮脐用。

川　乌　即附子之嫩小者。

破积消痰，治风痹，散寒冷，下胎。主中风恶风，咳逆上气，食不下，心腹冷痛，脐间痛，肩胛痛，不能俯仰者，并治之。

东垣云：散诸风之寒邪，破诸积之冷痛。

味甘、辛，性热，有大毒。行诸经之剂。远志为之使。反半夏、瓜蒌。入曲料及风气药中用。

味苦、辛，气大温。有大毒，麻人之苦。生捣汁煎之成膏，名射罔，裹箭头上射禽兽，见血封喉，毒兽之药也。

诸书止曰乌头，不分川、草，疑即草乌也。开紫花如鸢尾①是也。

白附子

治中风失音，面皯瘢疵，疥癣风疮，头面瘢痕，阴囊下湿，腿脚无力，诸风冷气。

《赋》曰：去面风之游走。

《经》云：主心痛血痹，面上百病，行药力。

味甘、辛，性温、平，无毒。又云：大温，有小毒。三月采取，炮过入药。形似天雄。新罗出者佳。又入面脂皆好。

白　薇　臣。

消淋沥，治风狂及温疟，暴中风，身热肢强，不知人事，狂惑邪气，寒热酸疼，下水气，利阴气，益精，止惊邪风狂痉。女人伤中淋露。

味苦、咸，性大寒，无毒。如葱管者佳。恶黄芪、大黄、干姜、干漆、山茱萸、大枣、大戟。

白　蔹　使。

治肠风痔肿，散结气止痛，除目中赤热，温疟，治疔肿发背。杀火毒，女人带下赤白，阴中肿痛。

味苦、辛、甘，性平、凉，无毒。代赭为之使。反乌头。

---

① 鸢尾：原作"鸳鸯"，据文义改。

白 及 使。

破痈疽，合跟轭，消结热，疗阴痿，治鼻衄，面皯金疮，及肢体伤折。止惊邪、血邪、痫疾，赤眼，癥结，发背，瘰疬，肠风痔瘘，刀箭疮，扑损，温热疟疾，血痢。汤火疮，生肌止痛，风痹。

东垣云：治肿毒，恶疮伤败死肌，胃中邪热，贼风鬼击，痹缓不收。除白癣疥虫。又治结热不消，主阴下痿，治面上点，治鼻衄、金疮，及手足伤折。

味甘，性平，无毒。紫石英为之使。恶理石，畏杏、李仁。反乌头。又云：味苦，辛，微寒。

续 断 君。

《经》云：主伤寒，补不足，治金疮痈疽，伤折跌损。续筋骨。

伊训曰：治女人乳痈，崩中漏血，金疮出血，止痛，生肌肉，及踠折恶血，腰痛，关节缓急。久服益气力。

东垣云：助气，调血脉，补劳伤，止泄精，破癥结。女人产后诸病，漏胎、尿血，暖子宫。

《珠囊》云：治崩漏，安胎，益筋强脚。

味甘、辛，性温，无毒。地黄为之使。恶雷丸。采取阴干，节节断、皮黄皱者为真。酒浸一宿，取出烘干，去梗心用。叶似苎而茎方。

石斛 一名金钗石斛，一名禁生，一名石蓫，一名杜兰，一名林兰。

平胃气，补虚益肾。更医脚弱。主伤中，补五脏虚劳赢瘦，强阴下气，除痹。

《汤液》① 云：益气力，平胃气，长肌肉，逐皮肤邪热，脚膝痛，冷痹脚弱，久服定志，除惊热，厚肠，益精补肾。

朱氏云：治男子腰脚软弱。

味甘，性平，无毒。恶凝水石、巴豆。畏僵蚕、雷丸。生石上。一名金钗石斛，一名禁生，一名石蓫，一名杜兰，一名林兰。

雷公云：酒洗，或灰汤洗，去根蒸用。陆英②为之使。

远 志 君。

利九窍，宁心益智慧，聪明耳目，健志不忘，补虚劳，益精气。

《衍义》云：定心安魂，坚壮阳道，长肌肉，助筋骨，及妇人血禁失音，小儿客忤。

伊尹云：主咳逆，强志倍力，定心气，止惊悸，下膈气，去皮肤中热，面目黄。久服好颜色，延年。

味苦，性温，无毒。得茯苓、冬葵子、龙骨良。杀天雄、附子毒。畏珍珠、藜芦、蛴螬。四月采根叶，阴干。叶名小草。

雷公云：用甘草汤煮一时，去心用。不则令人烦。

益 智

益气安神，止遗精虚漏，小便频数遗沥。补不足，安三焦，调诸气，和中，去脾胃寒邪。

味辛、苦，性温，无毒。本脾经药，入足少阴肾经。凡使须去皮，盐水炒入药。

---

① 汤液：《汤液本草》中无石斛条记载。
② 英：原脱，据《证类本草》卷六石斛条补。

缩砂仁 君。一名缩砂蜜。

主虚劳冷泻，宿食不消，赤白泻痢，腹中虚痛，下气。治冷气腹痛，止休息气痢①，咳嗽，奔豚，霍乱转筋。

《珠囊》云：止吐泻，安胎，化酒食之剂。

李氏云：妊妇因气胎动，痛胀之极，安胎止痛。

《汤液》云：同白檀香、白豆蔻则入肺；同益智、人参则入脾；同黄柏、茯苓则入肾；同赤白石脂入大肠。

味辛、苦，性温，无毒。入手、足太阴、阳明、太阳，足少阴诸经。去壳炒熟，研细用。

白豆蔻 一名白砂仁。

破肺中滞气，退目中云气，散胸中冷气，补上焦元气。

《赋》曰：宽膈，止翻胃，助脾。

《神农本草》云：消谷下气，温胃，治冷积冷泻。

伊训曰：止吐逆翻胃。去白睛翳膜。

味辛，性大温，无毒。升也，阳也。味薄气厚。入手太阴肺经。不宜多服。去壳研碎用。

草豆蔻

去脾胃积滞之寒邪，止心腹新旧之疼痛。

《衍义》云：去胃口之风寒，除脾胃之客寒，及心腹疼痛。止霍乱呕吐，温中下气，去口臭，消胀满，消酒进食，补胃健脾，调中，驱一切冷气。调短气。

味苦、辛，性温热，无毒。浮也，阳也。入足太阴脾、阳明胃二经。《雷公炮炙》云：面裹煨熟，研碎入药。

---

① 痢：原脱，据《证类本草》卷九缩沙蜜条补。

草果

温脾胃而止呕吐。

味辛，性温，无毒。去壳研碎入药。

肉果　君。一名肉豆蔻。

补脾、治痢，尤调冷泻，解酒消食，调中暖胃，止霍乱，呕沫下气。治积冷，心腹胀满，脾胃虚冷，痢疾，小儿伤乳吐逆。泄泻之要药也。

味苦、辛，性温，无毒。汤搜米面粉包煨黄色。熟，用其油。色黄尖者良，收涩之剂也。

香附子　即莎草根。一名雀头香。

开郁，除客热，进食。炒黑能止血。女人之仙药也。

《汤液》云：除胸中热，充皮毛。久服利人益气，长须眉。

《图经》云：治膀胱，两胁气妨，常日忧愁不乐，饮食不多，皮肤瘙痒瘾疹，日渐瘦损，心忪少气。以是知益气血中之气药也。《本草》不言治崩漏，是益气而止血也。又能逐去凝血，是推陈也。诚哉！益气之言。七潭曾验之矣。

味甘、辛，气微凉，无毒。采取阴干，石臼杵去毛，用童便浸或醋煮，晒干研用。

新刊药性要略大全卷之四

红 豆

主治肠虚水泻，心腹绞痛，霍乱，呕吐酸水，解酒毒。不宜多服，令人舌粗，不能饮食。

味辛，性热，无毒。云是良姜子，一名红豆蔻。

良 姜

治心腹逆冷，气痛攻冲，及呕食翻胃，霍乱转筋，健脾暖胃，消宿食，解酒毒，下气，止泻痢。

味辛、苦，性大热。纯阳，无毒。

生 姜

制半夏有解毒之功，佐大枣有厚肠之说。温经益气，发散表邪之风寒；开胃益脾，兼止胃翻之哕呕。

《经》云：主伤寒头痛，发散风邪鼻塞，咳逆上气，止呕吐，治痰嗽及心下急痛，益元气，与大枣同用①。若与芍药同用，温经散寒。呕家之圣药也。

或问：生姜辛温入肺，如何是入胃口？东垣曰：俗皆以心下为胃口，非也，咽门之下，受有形之物者为之胃口，与肺同处，故入肺而开胃口也。

书曰：呕者气不散也。以姜之辛，能散其气，故曰"呕家之要药"。

味辛，性微温，无毒。去其皮则热，留其皮则凉。平，升也，阳也。秦椒为之使。杀半夏、莨菪毒。恶黄芩、黄连、天

① 用：原脱，据文义补。

鼠粪。

姜皮，性寒，无毒。

干 姜

生则逐寒邪而发表，炮则除胃冷而暖中。

《经》云：和肺气，引血入经，治产后大发热，补下焦，去肾冷。不宜多服，能耗散元气。辛以散之，是壮火食气也。孕妇忌食干姜，令胎内消。

《金柜》云：治胸满咳逆上气，温脾燥胃，除寒冷腹痛，中恶霍乱胀满，止血，出汗，逐风湿痹，风邪皮肤间结滞，止吐[1]血，肠风下痢。生者尤良。久服损目。

《汤液》云：治腰肾中冷气痛，破血去风，通四肢关节，开脏腑，温中。

或问：干姜补脾，《本草》言泻脾，何也？东垣曰：非泻脾之正气，是泻脾中寒湿之邪尔。

生则味辛、性热，炮则味苦、性温。可升可降，阳也，无毒。秦椒为之使。恶黄芩、黄连。或炒，或炮紫黑色，或生，随症施治。

川 椒 使。

《经》云：主邪气咳逆，温中。逐骨节皮肤死肌，寒湿痹痛，下气，除六腑寒冷，伤寒温疟，大风汗不出，心腹留饮宿食，肠澼下痢，泄精，女人乳余诸疾，散风邪瘕结，水肿，黄疸，鬼疰蛊毒。耐寒，闭腠理。

味辛，性热，有小毒。浮也，阳中阳也。杏仁为之使。畏

---

① 吐：《证类本草》卷八干姜条下作"唾"。

款冬、雄黄。采取阴干，微炒使出汗。取红入药，去黄壳及目。不用闭口者，有大毒，能伤人。

秦 椒 君。

去遍身风痹，吐逆，利五脏，止腹冷痛。温中，坚齿发，明目，出汗，破疝瘕老血，通月经，治产后余疾，肿痛血痢。

味苦、辛，性温热，有小毒。黄色，似川椒而大，赤者良。恶瓜蒌、防葵、畏雄黄。去闭口及目不用。治功同上。

胡 椒

《经》云：温中，止心腹冷痛，及霍乱冷泻。除脏腑风冷。

《珠囊》云：止胃中寒痰吐水。

味辛，性大热，无毒。属火而有金，性燥。杀一切鱼肉鳖蕈毒。不可多服，能伤脾胃肺气。积久能致大肠泻痢。

荜 拨

温中暖胃，止心腹冷泻，及阴疝肾气。治霍乱。

洁古云：补腰脚，消食下气，止心痛，杀腥气。

味辛，性温，无毒。即胡椒花①。又云：胡椒出佛誓国②，此出波斯国，则二种矣。其气味实相似焉。

荜澄茄

散冷，助脾胃，治心腹卒痛，霍乱吐泻，痰癖，冷气胀满。

洁古云：下气消食，驱皮肤风，令人能食。又能染发及香身。

---

① 胡椒花：荜拨为胡椒科植物荜茇的果穗，与胡椒属同科不同种植物。
② 佛誓国：即佛逝国，室利佛逝国，印尼苏门答腊岛古国，也叫三佛齐国。

味辛，性热，无毒。云即嫩胡椒带青采取者①也。

吴茱萸　一名食茱萸。

散寒气塞咽之不通，冷气填胸之不利。治脾胃停寒之冷痛，止气刺成阵之心痛。又疗寒湿疝，止痛，及腹内绞痛。逐风邪，开腠理。

东垣云：温中下气，止腹内冷痛，下气最速。肠虚人服之愈甚。

味苦、辛，性大热，有小毒。入足三阴经。蓼实为之使。恶丹参、硝石，畏紫石英。凡以滚汤泡去苦汁三五次方用。

《伤寒提金》云：用此须以盐水炒过入药，有小毒。

山茱萸

治头晕遗精，兴阳长阴之剂。

《赋》曰：暖腰膝，壮元气，补肾，添精秘精。

味咸、酸涩，性平、微温，无毒。入足厥阴、少阴。蓼实为之使。恶桔梗、防风、防己。采实阴干，去核用肉。其核能滑精。

葱　白

散伤风阳明头痛之邪，止伤寒阳明下痢之苦。

《汤液》云：能通上下之阳，发散风邪。主伤寒寒热，出汗，中风，面目肿，伤寒骨肉痛，喉痹不通，除肝经邪气。安中，利五脏。安胎止痛。杀百药毒。

味辛，性温，无毒。升也，阳也。入手太阴、足阳明。忌

---

①　即嫩……取者：荜澄茄为胡椒科植物荜澄茄的果实，与胡椒属同科不同种的植物，故此句有误，疑是由《汤液本草》中"胡椒向阴者为荜澄茄"而来。

与蜜同食。

葱根：主伤寒头痛。

葱汁：平，温。主溺血，解藜芦毒。

《活人书》云：伤寒头痛如劈，连须葱白汤主之。

葱 子

安胎，明目，补中不足，制百药毒，制蚯蚓毒。忌蜜。味同前。

大 蒜

主散痈肿䵣疮，除风邪，杀毒气。久食损肝气，损目。

味辛，性温，有小毒。独子愈佳。

韭 子

助阳而医白浊，止梦泄精滑。补肾温中。味辛，微酸，气温。性急无毒。忌同蜜食。

韭汁：极止吐血。

根：止牙疼。

胡 荽

消谷，通心窍，补五脏，利大小便，辟邪气，止头痛。久食令人多忘事。

煎酒喷痘，体自然红润。麻痘不出者，挼①酒搽之立出。

味辛，性温，微小毒。

萝 卜

消膨胀，下气，制面毒。

---

① 挼（ruó）：揉搓。

卜子治喘嗽，消食。

味辛、甘，性温、平，无毒。忌与地黄、何首乌同食，令人发白。根脑及叶，人作蔬食之。熟啖，消食和中，去气去痰，肥肌，健人精神。

七潭云：遇吐血症，捣自然汁一二碗，服之立止。

其子降气，冲墙倒壁。与牵牛同功。

山　楂

消食行气健胃。丹溪云：即棠毬①子。催疮疹。消肉积。

味甘、酸，气平，无毒。青而未红有力。

使君子

治小儿五疳，小便白浊，杀虫，止泻痢。

其味甘平无毒。又云性温。用仁或兼用壳。昔郭使君用此，因名焉。似栀子而两头尖，棱深色黑。多单用。

打虫法：每月十五日以前，虫头向上，可服此下之。十五日后，其虫头向下，虽服无效。必须于月初十日前服。其数照依小儿年纪，每岁服二枚。一生、一炮熟。先以壳煎汤，饮一二口，然后吃使君肉。其儿每一岁服二枚，二岁服四枚。二枚生、二枚熟。儿大者，照年岁加之。服后其虫自下。

木　瓜

《珠囊》云：入肝，疗脚气湿痹，水肿。

治脚气攻心，止霍乱转筋，益肺去湿，调荣卫，助谷气，和脾胃。

---

① 毬（qiú 求）：同"球"。

《经》云：止吐泻奔豚及脚气水肿，冷热痛心腹①，止渴、呕逆痰唾。腰脚无力，不可缺此。

《衍义》云：入肝，故益筋与血。病腰肾脚膝之要药也。

东垣云：气脱则能收，气滞则能和。极治水肿脚气。

味酸，性温，无毒。入手足太阴脾肺二经。忌犯铁。

甜瓜蒂 使。

主治大水，身面四肢浮肿，咳逆上气，去鼻中息肉，疗黄疸，除偏正头风如有神。吐痰，杀蛊毒，及食诸果病在胸腹中，皆吐下之。

味苦，性寒，有毒。七月七日采者佳。

王 瓜

伊训云：主消渴内痹，瘀血月闭，寒热酸疼，益气治聋。

《汤液》云：除邪热，散痈肿，治女人带下，下乳汁，止小便频数不禁。逐四肢骨节中水，疗马骨刺人疮。

味苦，性寒，无毒。即落鸦瓜。又名土瓜。结子如弹丸。生青，熟赤可啖。闽人谓之毛桃瓜。

又云：味甘，平，无毒。

王瓜根 使。

《珠囊》云：止渴，散痈，除疸，消癥下血。

《十书》云：通血脉，疗天行热疾，黄病，心热烦闷，吐痰，痰疟，排脓。治热痨。

洁古云：治扑损，消瘀血，破癥癖，落胎。生用治肺痿吐血，肠风泻血。炒用治赤白痢。

① 冷热痛心腹：《证类本草》卷二十三作"冷热痢，心腹痛"。

味甘，平、无毒。三月采根，阴干用。

王瓜子

《汤液》云：主蛊毒。治小便数遗不禁。

此药蔓生，叶似瓜蒌而圆，无叉缺。子如弹丸，生青熟赤，无棱。

《礼记》云：王瓜生。即此物也。不堪入大方，止可单用。

瓜蒌子　一名栝蒌子。

下气，润肺喘，宽中。治痈肿，下乳汁，治乳痈等疾。

味苦，平，性寒，无毒。性润。枸杞为之使。恶干姜，畏牛膝、干漆。反乌头。凡用去壳。

天花粉

《经》云：主消渴，身热烦满，大热，补虚安中，续绝伤，除肠胃中痼热，八疸身面黄，唇干口燥，调月水，利小便。

东垣云：通月水，消肿毒瘀血及热狂。专止心中枯渴。

《珠囊》云：疗黄疸，毒痈，消渴。解痰，退烦热，补虚。

味苦、甘，气寒，无毒。入地深者良。刮去土用。

地骨皮

疗在表无定之风邪，退传尸有汗之骨蒸。除热清肺，治咳嗽。

《赋》曰：退热除蒸。

《本草》云：主五内邪气，热中消渴，周痹风湿，下胸胁气，客热头痛，补内伤大劳，坚筋骨，强阴，利大小肠，主肾家，益精。

《象》云：解肌骨表里热，主风湿痹，消渴，坚筋骨。

《珍》云：凉血凉骨。

《心法》云：去肌热，大除骨中热。

味苦，平，性寒，无毒。入足少阴、手少阳。升也，阴也。即枸杞子根也。洗去土，去骨，用根皮入药。

枸杞子　臣。

治五内邪热消渴，除烦及周痹风湿，下胸胁气，除头痛，补劳伤虚弱，强筋骨，益精髓，强阴，利大小肠，益智，壮心气，去皮肤骨节间风，散疮肿热毒。久服轻身，耐寒暑，延年。

《珠囊》云：助阳明目。

味苦、甘，性寒。根大寒，子微寒，无毒。子多入丸。处处有之，惟甘泉州出者良。

叶：和羊肉作羹，甚益人。除风明目，作茶饮止渴。亦可作蔬食。

五味子

滋肾经不足之水，收肺气耗散之金。除烦热，生津止渴，补虚劳，益肾气强阴。

伊训曰：益气，治咳逆上气，劳伤羸瘦，补不足，强阴益精，养五脏，生阴中肌。

夏月与黄芪、人参、麦冬，少加黄柏煎服，令人顿加精神。寒月与干姜同用，治肺寒气逆，收敛之剂也。

味甘、酸，性温，无毒。降也，阴也。苁蓉为之使。恶葳蕤、乌头。阴干，去梗，各研入药。北地产者良。

莺粟　一名罂粟。一名御米。

利大小肠。主行风，逐邪气，治翻胃、胸中痰，乃丹石发毒，和竹沥煮粥食。

味甘，性平，无毒。

莺粟壳　一名御米壳，一名米囊。

涩肠，止泻痢，痨嗽久嗽。有劫病之功。

味涩，有毒。去膈膜、顶蒂，蜜水炒炙。用此药急，能杀人，不宜轻用。又服此药后，诸药鲜能获效。

又入痢药，用醋炒。

薏苡仁

《经》云：主筋急拘挛，不能屈伸者。驱风湿痹不仁，利肠胃，消水肿，进食。治肺痿肺气，吐脓血，咳嗽。

仲景云治风湿燥痛①，日晡所剧者，与麻黄杏仁薏苡仁汤。

味甘，性微寒，无毒。八月采实，春去壳，微炒用。

根：煮汁服，去蛔虫。又云：根能下三虫。

何首乌

治疥疮，止心痛，益血气，黑须发，怡颜容，及积年劳瘦，痎癖风虚败。

《经》云：主瘰疬，消肿，疗头风，五痔，骨软风，腰膝痛、行动不能。遍身瘙痒，妇人产后带下诸疾。久服长筋骨，益精髓，有子，延年不老，及妇人恶血痿黄，毒气入腹，久痢不止，效难尽述。

味甘、苦涩，性微温，无毒。茯苓为之使。忌猪羊血。恶莱菔。春夏采根，以苦竹刀切作片，米泔浸经宿，晒干，木杵春捣之。忌铁。有雌雄二种：雄者色赤，雌者色白。凡用须以雌雄相合用之。

---

① 燥痛：《证类本草》卷六薏苡仁条下作"身烦痛"。

石莲子

开胃进食，清心解烦。专治禁口痢。

味苦，性凉，无毒。去壳用。

莲　子

清心醒脾。

补中养神，止渴，进饮食。治泻痢，腰痛泄精。

味甘，涩，性平，无毒。凡用去壳、心。

莲花、莲须

养容颜，涩精气。久服令人好颜色。

味甘淡，涩，性平，无毒。忌地黄。有红白二种。

莲叶、莲房

皆破血。若胎衣不下，酒煮食之。

味苦、辛，性凉，无毒。

莲叶取蒂如钱大，干晒为末，入敷疮药。

藕

解烦闷，酒毒热毒，消瘀血；散血，止痛生肌。治产后血闷，并生用杵汁服。若蒸煮食，开胃，补五脏。

味甘，性凉，无毒。诸病并宜服食，无所忌。

藕节汁

止吐血、衄血、咯血、呕血，及上部所见诸血皆治。

味甘涩、微苦，性寒，无毒。收涩之药也。

蒲　黄　君。

止崩，治衄，消瘀血，调经。

《经》云：主心腹膀胱寒热，利小便，止血，消瘀血，行血。治一切吐衄血，通经脉，堕胎，止女子崩漏带下，主痢血、尿血、唾血，利水道，排脓疮疖，心腹疼，下乳汁，止泄精，血痢，肠风泻血，儿枕急痛，除腹痛。

味甘，性平，无毒。生用则破血消肿，炒用则能补血止血。忌铁。惟用纸炒。

蒲黄筛下后有赤滓筋，名为莩①。炒用甚能涩肠，止泻血痢血。

菖　蒲　一名香蒲，一名菖阳，一名甘蒲。

《经》云：疗五脏心下邪气，口中烂臭，坚齿，明目聪耳。

《珠囊》云：开心气，更治耳聋。

《秘要》云：去风寒湿痹，补五脏，通九窍，明耳目，出声音，益心智，除健忘。作汤浴身，除温疟积热。

味辛、苦，性温，无毒。秦艽为之使。恶麻黄，忌饴糖、羊肉。勿犯铁铜，令人呕逆。生石上一寸九节者良。去根毛用。

艾　叶

《经》云：主灸百病。可作煎，止下痢脓血、吐血、衄血。下部䘌疮，妇人崩漏血，利②阴气，生肌肉，避风寒，止崩安胎。治腹痛，痔血，暖子人③宫，壮阳，使人有子。生用则寒，熟用则温。

丹溪云：熟用以灸火，其性下行；用以服食，其性上行。

---

①　莩：疑为"蕟"，《证类本草》卷七蒲黄条下有"下筛后有赤滓，谓之蒲蕟"。

②　利：原脱，据《证类本草》卷九艾叶条补。

③　子人：当作"人子"。

《珠囊》云：治崩漏，安胎，暖子宫而医红痢。

味苦，性微温，无毒。三月三及端午日收者良。若用灸火，陈久者良。孟子云：有七年之病，求三年之艾。愈久愈效。有生捣汁服者，或入汤煎者，随病施治。蕲州者佳。

薄 荷 使。

《珠囊》云：清利六阳之会首，却除诸热之风邪。

《赋》曰：清风消肿，引诸药入荣卫。

能发毒汗，破血，止痢，通利关节。治中风失音，吐痰，疗心腹胀，下气，去头风。新病瘥人勿多食，令人虚汗出不止。

味辛、苦，性凉，无毒。手太阴肺、厥阴胞络之药。升也，阳也。

荆芥穗

《经》云：破结气，下瘀血，利五脏，消食下气，醒酒，去诸风，辟邪毒。

利血脉，能发汗，止劳渴。治产后血晕如神。

《珠囊》云：清头目，便血风疮之用。

味辛，性凉，无毒。采取干，陈久者良。

香 薷

下气，除烦热，主霍乱腹痛吐下，散水肿，调中温胃。

味辛，性微凉，无毒。石上者良。

神 曲

调中下气，健脾温胃，化水谷，进饮食，治赤白泻痢。

《经》云：疗脏腑中风气。除肠胃中寒①不下食，消宿食，

---

① 寒：《汤液本草》卷下米谷部神曲条下作"塞"，义长。

开胃补虚，去冷气霍乱，心膈气痰逆，令人好颜色。能落胎，下鬼胎，及治小儿腹坚大如盘，胸中满，及女人胎动不安，或腰痛抢心，下血不止。火炒以助天五之气。

味甘，性温、平，无毒。如足阳明胃。六月间作，陈久者良。炒令香用。

麦芽

助脾化食，除胀满，破冷气。胃气虚者宜少服。久服消肾。

《十书》云：温中下气，开胃，止霍乱，除烦，消痰，破癥结。能催生落胎。治产后秘结，膨胀不通。

味甘、咸，性温、平，无毒。水渍大麦生芽。蜜为之使。与豆蔻、砂仁、木瓜、芍药、五味子、乌梅为之使。炒熟，捣去壳用。

大麦

主消渴，除热，益气调中。又云：令人多热。

味咸，性温。无毒。

小麦

《经》云：除热止燥渴，利小便，养肝气，止漏血、吐血。

味甘，微寒、平，无毒。以作曲则温，不能消热止烦。曲：甘，温。实人肌体，厚肠胃。性拥热，小动风气。

浮小麦

止汗，养心。

味甘，性微寒，无毒。带皮则凉，去皮则热。带皮用。

荞麦

《珠囊》云：实肠胃，益气力。久食动风，令人头眩。和猪肉食之，患热风，脱人须眉。能动诸疾。

味甘，平，性寒。无毒。忌与白矾同食，能杀人。

粳 米

平和五脏，补益胃气。

主益气，除烦渴，止泄断痢，和胃气，长肌肉，温中，补下元。疗胃经蒸病。

《汤液》云：益脾补胃。治阳明经，入肺。同鸡肉作粥，益精强志，聪明耳目。

味甘，性平，无毒。入手太阴肺、少阴心经。此即是人常所食米，但有白赤大小之异。族类虽多，同一类也。仓粳米炊作干饭食，止痢。粳米汁，主心痛，止渴，断热毒痢。常食干饭，令人热中。

陈 米

开胃止泻。

味甘，性平，无毒。

粟 米 一名稷，一名粢①。

主养肾气，去脾胃中热，益气。陈者主胃热消渴，利小便，止痢，压丹石毒。

《赋》云：治胃弱食不消化、呕逆、反胃等疾。

味甘、咸，微凉，无毒。

黍 米

主咳逆霍乱，除热，止泻，止烦渴。又云：多食多热，令人烦。

---

① 粢（zī 滋）：谷子，子实去壳后为小米。

味甘、微苦，性微温，无毒。

糯　米　一名粘稻米。

大补胃气。主温中，令人多热，大便坚。补中益气，止霍乱。取一合水研服，此物能使人多睡，发风动气，不可多食。

味甘、苦，性微寒，平，无毒。

糯米性寒，造酒则热，糟乃温平。

谷　芽

养脾进食。

味甘，性平，无毒。

饴　糖

敛汗，健中，补虚羸，止渴消痰，治嗽。去宿血，补中益气。

东垣云：开五脏，健脾胃。中满及呕家切忌服此。

味甘，微温，无毒。入足太阴脾经。以糯米煮粥，候冷入麦芽，澄清再熬成饴。诸米皆可作糖。惟糯米者入药。

酒

东垣云：酒，苦、辛、甘。味辛者能散，味苦者能下，甘者居中而缓也。以为引导，可以通行一身之表，至极高之分。若味淡者，则利小便而速下，大海或凝，惟酒不冰①。

醋　一名醯②。

理产难，去瘀血，生新血，女科之药也。又能治癥除癖，消痈肿，益血。敛咽疮，散水气，杀邪毒。

---

① 速下……不冰：原为"下大海"，义不明，此段据《汤液本草》补。
② 醯（xī息）："醋"之别名。

味酸，性温。熟，无毒。米造者入药，陈久良。

淡豆豉

发伤寒之表，吐痰涎，除疸黄，治瘴气恶毒，烦躁满闷，虚劳喘吸，两脚痛冷。杀六畜胎子诸毒。极治伤寒发黄疸。

《提金》云：治伤寒头痛、烦躁满闷，去心中懊侬。

味苦，性寒，无毒。出江西、无盐者佳。

《赋》云：性温。

赤小豆

主下水，排脓。寒热热中，消渴，止泻，利小便，止吐逆，消胀满。治水肿，通健脾胃。久食则虚人，令人黑瘦枯燥。

味辛、甘、酸，气温无毒。阴中之阳。

赤豆花，名腐婢。治宿酒渴病。气平，味酸，无毒。

绿豆粉

醒酒，解砒毒。豆芽，下妇人瘀血，治湿痹筋挛。

味甘，气平，无毒。用大豆发芽，晒干名豆卷。去壳入药。

黑大豆

《经》云；涂痈肿。煮汁饮，杀鬼毒，止痛。解乌头毒，除胃中热痹，伤中淋露，逐水胀，下瘀血，久服令人身重。炒令黑，烟未断，热投酒中，治风痹瘫痪口噤，产后诸风。

《日华子》云：发伤寒汗。食罢生服半掬，去心胸烦热，明目，填心不忘。恶五参、龙胆。得前胡、乌喙、杏仁、牡蛎良。

味甘，气平。

山豆根

解毒。能止咽喉之痛，除热消肿止痛，极能吐痰涎。

味甘、辛、苦，气寒，无毒。一云有小毒。洗去土用，极能吐人。常生红子。生深山阴处。今处处有之。其叶两傍有曲纽者是。略似紫荆皮叶。此药无毒，亦可为末，酒下二三钱。可见其无毒矣。

威灵仙

推腹中新旧之滞，消胸中痰唾之痞；散苟痒皮肤之风，驱冷气腰膝之痛，及疗打伤。

《经》云：主诸风湿冷，通十二经脉。去心腹及腰膝冷痛，久积癥瘕。去大肠之风。

味苦，气温，无毒。可升可降，阴中阳也。忌茶及面、牛乳、黑丑肉。冬月丙丁戊己采，去芦、泥用。

防　风　臣。

东垣云：用防风身，治人身半已上之风；梢去身半已下风邪。能制黄芪。黄芪得防风，其功愈大；得泽泻、藁本，疗风；得当归、芍药、阳起石、禹余粮，疗女人脏风。

味甘、辛，性温，纯阳无毒。太阳膀胱肾经之药。足太阴脾行经之药。恶干姜、藜芦、白敛、芫花。杀附子毒。新实而脂润者良。去又头叉尾者，有毒勿用。

连　翘　使。

降心火，除胃中湿热，泻诸经客热，治疮疡，排脓消肿。

《金柜》云：泻心经客热。又云：诸经邪热，非此不除。治寒热，瘰疬，诸恶疮痈肿，瘿瘤结热，疮家之圣药也。去胃虫，通五淋。与柴胡同功，但分气血之异尔。

味苦，平，性微寒，无毒。升也，阴也。手足少阳三焦、胆经，阳明大肠胃经之药。采取阴干。凡治血症，黄连为主。

以防风为上使，连翘为中使，地榆为下使。一名旱莲子。

羌　活　君。

《珠囊》云：散肌表八风之邪，利周身百节之痛。排巨阳肉腐之疽，除新旧风湿之症。乃手足太阳、表里引经药也。

《经》云：驱太阴头痛，透关节，明目，驱风，除筋挛肿痛。又治贼风失音不语。

伊训云：主太阳经头痛及一身肢节尽痛。

味苦、甘、辛，气平，微温，无毒。去土用。肝经、膀胱、肾经之药也。

独　活　君。

治诸风头眩目晕，颈项难伸；除两足风寒湿痹，不能动止。疗金疮止痛，贲豚痫痓，诸贼风百节疼痛。疏风，不论久新。及治女人疝瘕。诸风必用之药。

味苦、甘，平，性微温，无毒。升也，阴中之阳也。足少阴肾经引经之药。

《本草》云：羌活、独活，本同一种。后人分用紫色而节密者为羌活，黄色作块而气香者为独活。羌活气雄，独活气细。豚实为之使。

天　麻

疗大人风热头眩，治小儿风痫惊悸。主诸风湿痹不仁，却瘫缓语言不遂，利腰膝，强筋力。专治头风。

味辛、苦，性平，无毒。降也，阳也。五月采，日干。其苗名定风草，一名赤箭。凡用，湿草纸包煨熟用。

定风草

味甘，气平。治冷气瘫痪。又云：性寒。主热毒痈疽。

赤　箭

杀虫精蛊毒，消痈肿，下血，益气力，长阴。

味辛，性温，无毒。独茎似箭竿，赤色，端有花叶如箭羽。其子似苦楝子，五六棱，中肉如面。

《本草》言定风草、赤箭共一物。其根是天麻，未知是否？

萆　薢

主腰背痛强，骨节风，除寒湿周痹，阴痿失溺，关节老血，老人五缓。

《赋》云：逐骨节之寒湿。

东垣云：治瘫缓软风头旋。

丹溪云：益精明目。

味苦、甘淡，性平，无毒。处处有之，惟川者良。薏苡为之使。畏葵根、大黄、柴胡、牡蛎。形似菝葜，时人谓①之白菝葜。

其川薢形体壮大突兀，切开白莹带粉，贩者多以荆岗脑②充卖，其色红，其形相似，其味苦涩，切宜辨之。

菝　葜

主腰背寒痛风痹，益气，止小便利。治时疾瘟瘴。

味涩，平，性温，无毒。

治风肿，止痛，治扑损恶疮。入盐同捣，敷疮。

一名荆岗柮。与萆薢相似。萆薢色白，荆岗柮色赤为异尔。

---

① 谓：原作"为"，音近之误，据文义改。

② 荆岗脑：又作"金刚头"，为菝葜之异名，其植物熟时红色，有粉霜，与文中描述相似。

山 牛① 一名冷饭团。即土草薢也。

治风湿疮毒及脚弱腰疼。极治杨梅等疮。

味甘，气平，无毒。俗呼为黄牛根。生细藤，叶尖长，颇类竹叶而厚。牧童常采而食之。主治略与川草薢同功。忌鹅、羊、牛肉，茶茗。

桑寄生 臣。

《十书》云：治背强腰痛，风痹，疗痈疽，充肌肤，坚赤、黑发、长须眉。安胎，下乳汁。治崩中劳伤，及产后余疾。又能益血。

味苦、甘，性平，无毒。桑木气厚，生意浓，无采拮者，自然而生出。采茎叶阴干。诸木皆有，惟桑木上生者佳。

寄生子：明目，轻身通神。凡采得，用铜刀连根拔茎，砍取之，阴干任用。勿见火。

枫寄生 枫树上菌不可食，食之令人笑不止，用地浆解之。

去风。可泡汤洗浴身躯，出秽气风毒。其子及茎叶俱不堪食，功力劣于桑寄生。

味苦、辛，性温、平，无毒。

淫羊藿 一名仙灵脾。

疗风冷痹，补阴助阳。

治阴痿及茎中痛，利小便，益气力，强志，坚筋骨。治冷风劳气，补肾虚及阳绝不起。

易老云：治瘰疬赤痈及下部疮。丈夫久服，令人无子。

---

① 山牛：土茯苓之异名，为百合科植物土茯苓（又名光叶菝葜）及暗色菝葜的根茎。

味苦、辛，性寒，无毒。洗去土用。

《象》云：味甘，平。紫芝为使，得酒良。

大枫子

疗诸风疥癣。

牛蒡子　一名鼠黏子，一名恶实子。

疗风湿瘾疹盈肌，退风热咽喉不利，散诸肿疮疡之毒，利凝滞腰膝之气。

《汤液》云：解风缠，明眼目，消疮疡，宣肿毒，及手足筋挛。

《经》云：去风，治恶疮及四肢不健，明目，补中，除风伤。

陈藏器云：味苦。治肿毒，诸瘘，风毒痈疽，齿痛，咳嗽。润肺散气，消痰痈。

易老云：味甘，无毒。通十二经脉，洗五脏恶气。

东垣云：主散气，消肿毒，利咽膈，润肺，顺气补中，明目，治皮肤风，通十二经。

味辛，气平、温。

七潭云：味初苦而后辛。气猛烈，无毒。今处处有之。秋采结实者良。炒香，微研入药。

苍耳子

主头风寒痛，风湿周痹，四肢拘挛疼痛，恶肉死肌，膝痛，去大风癫痫。

《珠囊》云：止透脑风及寒头痛。

浸酒，去风；烧灰，敷疗肿。

味苦、甘，气温，无毒。子熟时采取，日干。反猪肉。入药炒令香，杵去刺。古方多单用。

苍耳草

治风湿痹，疥癣瘙痒。最治血崩及妒精疮。亦能发汗。

味辛，微寒，有小毒。采取日干。或煎汤洗患处，去风。用水煎、酒煎服，随症施治。

佛耳草

东垣云：治寒嗽、鬼嗽及痰。除肺中寒，大升肺气。少用。款冬花为使。过食损目。

味酸，性热。有小毒。

新刊药性要略大全卷之五

益母草 一名野天麻。

治女人经候不调，及胎前产后一切诸疾。此女科之要药也。敷蛇咬毒，敷疔肿。服汁使疔肿内消。

《日华子》云：下死胎及产后百病。

味辛、甘、苦，气平，无毒。有二种：白花者有毒，入炉火用；惟紫花者入药。三月或端午日采取，阴干。忌犯铁。

茺蔚子

明目益精，疗血逆头痛、心烦，久服轻身。治产后血胀。多入眼科用。

味甘、苦，气平，无毒。即益母草子，俗呼为臭蔚。之①茎叶同功。

《十书》云：味辛、甘，性微温。又云微寒。

蔓荆子 臣。

治太阳头痛昏闷，除目翳，散风寒，凉诸经之血热。

《经》云：利关节，驱贼风，及筋骨间寒热，湿痹拘挛，明目，坚齿，利九窍，杀寸白虫、长虫。

《机要》云：治风头痛，脑鸣，目睛内痛、泪出。益气，治痫痰。

味苦、辛、甘，性微寒，平，气清，无毒。又云微温，入太阳经之药。胃虚人禁服，恐生痰。恶乌头、石膏。

---

① 之：义不明，疑当为"与"。

决明子　一名草决明。

泻肺热，明目驱风，兼治鼻衄。

《汤液》云：主青盲，目淫肤，赤白膜，赤痛泪出，疗唇口青。

东垣云：除肝经热。

朱氏云：助肝气，益精。

味咸、苦、甘，平，微寒，无毒。蓍实为之使。恶大枫子。

蓖麻子

主风虚寒热，身体疮痒浮肿，尸疰恶气。

治疠风恶风，主水症。催生之剂。入膏能消肿。

味甘、辛，平，有小毒。凡去壳用。

叶：主脚气风肿不仁。

白蒺藜

伊训云：主恶血，破癥瘕积聚，喉痹，身体风痒，头痛，咳逆，肺痿，止烦下气。小儿头疮痈肿，阴溃，可作粉。

《珠囊》云：治风疮痒痛，明目。朱氏云：补肝。

陈藏器云：味甘，有小毒。治诸风疬疮，破宿血，疗吐脓，治产难。去燥热不止。

味苦、辛，性微温，无毒。乌头为之使。有黑白二种。不入汤煎，止入丸散。并炒过，微研去刺用。

叶：主皮肤瘙痒，可作汤浴，久服长肌肉，明目轻身。

木贼草

明目去翳。止崩漏，益肝胆，消积块，攻肠风，止痢。

《十书》云：得牛角鳃、麝香，治休息痢，历久不差者；得禹余粮、当归、芎䓖，疗崩中赤白；得槐蛾、桑耳，治肠风下血；得槐子、枳实，止痔漏出血。

味甘、微苦，性平，无毒。四月采，去节，锉，以水润湿，烘干入药。处处有之，惟川地产者粗大，良。

密蒙花

治青盲肤翳，赤涩多泪，消目中赤脉。

味甘，平，性微寒，无毒。木似冬青叶而厚，背白色，有细毛。酒浸一宿，候干，再用蜜拌蒸，晒干入药。

旋覆花　　一名金沸草，一名滴滴金。

补中下气，消坚软痞，消胸中痰结，涕唾稠粘，脐下膀胱留饮，利大肠，通血脉，汗下后心下痞，噫气不除者宜此。

《金柜》云：治风湿痹，皮中死肌，目中多眵蚩膜①，去面黑子，悦颜色，散两胁气胀，寒热水肿，及膀胱宿水。开胃止痛进食。

《珠囊》云：明目，治头风，消痰壅咳嗽，及风湿，止呕逆不食。

味甘、微咸，气温，无毒。一云冷利、有小毒。六七月采花，日干。其花如菊，深黄色，俗呼为野金钱。

根：味辛。主腹中寒热邪气，利小便。

甘菊花

东垣云：散八风上注之头眩，止两目欲脱之泪出。

伊训云：去翳膜、明目，养目血。治身上诸风，治四肢游风。利血脉，止心燥，胸膈满闷。

---

① 目中多眵蚩膜：《证类本草》卷十旋覆花条下作"目中眵曀"，此出"蚩"疑为注音字，"膜"疑为"曀"之音近之误。

《赋》云：明目，清头风，散湿痹。

菊 花

《本经》云：主头风，头眩肿痛，目欲脱，泪出，风湿痹及皮肤死肌，除胸中烦热，安肠胃，调四肢。味甘者名甘菊，使也。治热头风①旋倒地，脑骨痛，身上诸风冷，并能消散。味苦者名苦薏，云不堪入药，但只破血。妇人腹内宿血，调中止泄。

味苦、甘，平，无毒。可升可降，阴中阳也。桑白皮为之使。味甘者入药。又云：气寒味苦者，名苦薏。伤肾，勿用。九月采花，阴干，去青蒂用。

取叶捣汁一升，可治疔肿，入口②即活。再用别药治之。冬月用根。

又云：味甘、茎紫者佳。味苦、茎青者能伤胃气。

《经史证类》云：南阳潭者为佳。春布种，生细苗。夏茂，秋花，冬结实。

旧本云：南京有一种菊，开小花，花瓣下如小珠子，名为珠子菊，入药亦佳。正月采根，三月采叶，五月采茎，十一月采实。皆阴干用。菊品极多，皆不结子。其结子者止三二种而已。

白菊花

治痘疮入目，明目止泪。

味苦、甘，气平，微寒，无毒。绿豆为之使。九月采花，阴干，去蒂用。

---

① 风：原脱，据《证类本草》卷六菊花条补。
② 入口：原脱，据《证类本草》卷六菊花条补。

款冬花 君。一名氏冬花。

治肺气促急劳嗽，连连不绝，涕唾粘。治肺痿肺痈，吐脓血，润心肺，益五脏，除烦劳，消痰止嗽，心虚惊悸，洗肝明目，中风等症。亦治喘息喉痹。

《珠囊》云：润肺，去痰嗽，定喘。治肺劳嗽，消渴。

味辛、甘，气温，无毒。杏仁为之使。得紫菀良。恶硝石、皂荚、玄参。畏贝母、辛夷、麻黄、黄芪、黄芩、黄连、青葙。微见蕊、未舒花者良。

金银花 一名忍冬花。

治疮毒，排脓消肿，主寒热身肿，疗热毒血痢、水痢，及腹中胀满。

味苦、甘，气平、微寒，无毒。凡开花，有黄白二色共枝，故名金银。四月收麦时，采花阴干用。

过 冬①藤

治诸疮毒。即金银花干也。味苦、甘，温，无毒。又云微寒。不入丸散，但可煎汤熏洗而已。

钓 藤②

治小儿寒热客忤，十二惊痫，惊啼，瘛疭，胎风热壅，舒筋活血。

味甘，平，微寒，无毒。梢末有钩如钓，因名吊藤③。

---

① 冬：原作"东"，音近之误。
② 钩藤："钩藤"之异名，其刺曲如钓钩，故名，名见于《别录》。
③ 吊藤："钩藤"之异名，名见于《本草经集注》。

青　藤

疗诸风痛肿。

味苦、辛，气寒，无毒。

寻风藤

疗一切疼痛，诸风气。

甘露藤

甘，温，无毒。主风血气诸病，止消渴，除腹冷。久服调中，润五脏，肥肌，好颜色。

石楠叶　臣。一名丁公藤。

疗脚气拘挛，利筋骨皮毛痛，补养肾气，兴阳，强腰脚，除热，杀蛊毒，破积聚，逐风痹。

《象》云：逐邪气，除热。女子不可久服，令思男。

味苦，气温，平，有小毒。五加皮为之使。二、四月采叶，阴干用。

实：亦可食。叶：如枇杷叶，有小刺，皆有紫点。

《经》云：石楠即香楠木也。有一样附于楠木而上，故名石楠藤。

郭云：石楠藤茎如马鞭，有节，紫褐色。叶如香叶而尖。一名丁公藤。

茵芋叶① 使。

除风湿走注之痛，通关节风寒湿痹，理寒热似疟，止心腹痛，疗打伤，拘挛脚弱。

---

① 芋：原作"芋"，形近之误。

味苦、辛，性温。有小毒。

芙蓉叶

疗诸毒痈肿。味甘涩，气平，微寒，无毒。采叶阴干为末，入敷药，不入汤丸。其花亦可用，与叶同功。

尤美叶

疗诸毒痈肿。

味甘、辛，气平，微寒，有小毒。采叶阴干，为末，入敷药，不入汤丸。

有二种，叶尖长，皆白。为末，见水有涎稠缪。

海桐皮

止痢，除疥虱，治痛风湿痹。治霍乱中恶。虫牙，并煮服及含之。

榆　皮

疗前后秘极，利五淋。治小儿头疮，消食，通经脉，敷癣。

味甘，性平，无毒。

秦　皮　一名岑皮，一名石檀，一名盆桂。

治风寒湿痹，添精髓。洗眼摩昏，止女人崩漏带下。

《汤液》云：去肝热、目赤肿痛，风泪，除目中青翳白膜，除热，散目中云翳。久服皮肤光泽，肥大有子。又治热痢下重，下焦虚，及小儿风热惊痫。又治天蛇毒。即草间黄蜘蛛螫人也。

味苦，性寒，无毒。沉也，阴也。其叶似檀。大戟为之使。恶苦瓠、防葵、吴茱萸。

白鲜皮　臣。

去风，治筋弱，疗足顽痹，治疥癣①，使通淋，治女人阴痛肿。

《经》云：主头风，黄疸，嗽逆，淋沥。疗湿痹死肌，不能屈伸者，及治小儿惊痫，女人产后欲走余痛。

易老云：治一切热毒，风疮疥癣赤烂，眉毛脱落。通关节，利九窍血脉，一切风痹。

味苦、咸，气寒，无毒。恶螵蛸、桔梗、茯苓、萆薢。四、五月采根，阴干，去骨用根皮。

白杨皮

主毒风脚气肿，四肢缓弱，皮肤毒气、痰癖等症。

易老云：去风痹宿血，折伤，血沥在骨肉间，痛不可忍，及皮肤风瘙肿。

《金柜》云：治扑损瘀血，并须酒服煎膏，可续筋骨。

味酸，性冷。叶圆如大杏叶。

紫荆皮

疗肿毒折伤。

味苦，性温，无毒。用根皮，俗呼为牛头藤。

牡荆子　一名黄荆子。

治头风目眩，除骨间寒热，通利胃气，止咳逆下气，赤白带下。得柏子、青葙，共治头风。擂酒敷乳痈。

味苦，气温，无毒。处处有之。防风为之使。恶石膏。

---

①　癣：原作"清"，据《证类本草》卷八白鲜皮条改。

紫荆木

破宿血，下五淋，浓煮汁服。花亦同功。

味苦，平，无毒。此紫荆即田氏紫荆花树也。前紫荆皮，乃牛头藤，蔓生者，非此木也。今俗人呼芫花为紫荆花，误益甚矣！

牡丹皮

除结气，破瘀血，治虚劳骨蒸，衄血吐血，女经不通，血沥。

《经》云：除邪气，悦颜色，通关节、腠理、血脉，排脓通经，散扑损瘀血，续筋骨，去风痹，落胎下胞。

洁古云：治客热五劳气，头痛腰痛。

东垣云：治冷气，散诸风，治女人经闭及血沥腰痛。

《象》云：治肠胃积血，及衄血吐血必用之药。以此观之，能破而能止也。

《珍》云：凉骨蒸，五劳腰痛。

《本草》云：主寒热中风，瘛疭痉病，惊痫邪气，除癥坚瘀血，留舍肠胃。安五脏，疗痈疮，除时气头痛客热，五劳癫疾。

易老云：治神志不足，及无汗之骨蒸。地骨皮治有汗之骨蒸。

味辛、苦、咸，性寒，无毒。入手厥阴胞络、足少阴肾。

《十书》云：入胆、肾二经。畏菟丝子。采根皮，去心，水洗净用。勿犯铁器。

五加皮

治心腹痛，腰脊痛痹风弱，五劳七伤，补虚益气，坚筋骨，能立行，强志意，治疽疮，男子阴痿囊湿，小便余沥。治小儿脚弱不能行，疗女人阴痒阴蚀。

味苦、辛，气温、微寒，无毒。远志为之使。畏蛇皮、玄参。用根皮。五加叶：治皮风。可作蔬食。

桑白皮

补虚，益元气之不足。止嗽，泻肺气之有余。《赋》曰：止喘息。

《经》云：利水道，消浮肿腹满，杀腹脏虫。

《十书》云：治劳伤羸瘦，吐血热渴，及肺中水气。利大小肠，开胃进食，止霍乱吐泻，去风。

味苦、甘，微辛、酸，气寒，无毒。入手太阴肺。续断、桂心、麻子为之使。恶铁，犯铅，忌松。入土深、向东行者良，土外者杀人。刮去黄薄皮，留白，蜜水炒，或炙用。

桑 汁

解蜈蚣毒，止霍乱肠痛、吐下。

味苦、甘，气寒，有小毒。水煎洗脚气水肿。

桑叶：除寒热出汗。

杏 仁

润肺，止嗽散结，调大便秘。疗时行头痛。

《秘要》云：散胸膈间肺热之风嗽，主咳逆，上气雷鸣，喉痹，下气，产乳金疮，奔豚，惊痫，心下烦热，风气往来，时行头痛。治伤寒气喘冲逆。杀狗毒，破气。

易老云：泻肺下气，解肌，消心下急。治女阴虫蚀痒，热结痰唾、喉痹等症。

味苦、甘，气温，有小毒。得火良。恶黄芩、黄芪、葛根。解锡毒。汤浸去皮尖，炒黄色用。切勿用双仁者，大毒。

桃　仁

破血，治腰疼。消瘀血，破癥瘕，通经，生新血。

《经》云：治大便血结，血秘血燥，通润大便。专治血结，破血。杀小虫，止咳逆上气，消心下坚，除卒暴击血，通月水，止痛。

七潭云：苦以泄滞血，甘以生新血，故凝血必用也。又去血中之热。

味苦、甘，气平、温，无毒。入足厥阴肝。取仁，汤浸去皮尖，研碎入药。双仁者有毒，切忌用。

东垣云：杏仁疗喘用，治气也；桃仁疗狂用，治血也。桃仁、杏仁，俱治大便秘，当以气血分之。昼难便，行阳气也；夜难便，行阴血也。

桃　枭①

破血，杀百鬼精祟，及五毒不详等物。又止吐血。

树上桃子，自干不落、实中者，正月收之。即树上刀桃子也。

桃　胶

下石淋，破血中恶。炼之，主保中、轻身不饥。

味淡，气平，无毒。桃上及树上津液也。

郁李仁

润肠通大便，破血润燥，宣水，去浮肿腹大，坚齿。杀白虫，下气、消宿食，通泻五脏，膀胱急痛。

味辛、苦，气平，无毒。去壳用。

---

① 桃枭："碧桃干"之异名，见于《神农本草经》。

柏子仁 君。

养心脾，安五脏，益气血，治惊悸，疗虚损及风湿痹。

《经》云：治历节腰间肿痛，止汗，清心明目。可以久服，轻身耐饥延年，令人润泽，美颜色，明耳目，润肾之药。杀百邪鬼魅。

味甘、辛，气平，无毒。牡蛎、桂、瓜子为之使。恶菊花，畏羊蹄、诸石及面曲。入药微炒用。

红　花 一名红蓝花。

通经，破血，逐腹中恶血，补血虚之血，除产后败血。止血晕口噤，消癥瘕，破宿血如有神。

《汤液》云：疗腹中血气刺痛，治产后恶露未尽，绞痛。入心，和血养血。与当归同用良。盖多用则破血，少用则引药入血分而生血也。

味辛、甘、苦，气温，无毒。阴中阳也。可染红。北人取其子榨油燃灯并食用。其叶似蓝，故名红蓝花。

苏　木

治疮疡，破死血，除产后败血胀闷欲死者。

伊训云：止痛排脓，女人血晕口噤。

七潭云：极治打跌，内伤瘀血。调女人月水，消痈肿瘀血。

味咸，平、性寒，无毒。可升可降，阴也。遇扑打伤损，瘀血积中疼痛者，炒黑色，酒淬服之。

干　漆 臣。

去癥，续筋骨，杀三虫，除九种心痛。生则损人肠胃，炒熟能通月经。治风痹咳嗽，痞结腰痛，女人疝瘕，续筋骨，填髓脑，安五脏，利小肠，去长虫、蛔虫。

东垣云：削年深坚积，破日久瘀血。

味辛、咸，气温，有毒。凡用须炒令烟尽入药。半夏为之使。畏鸡子及蟹。见蟹则化水不干。忌油脂。

京三棱

破积，除血块，气膨、气滞、气胀，削癥瘕，宁心脾腹痛。

《十书》云：治心腹刺痛及气胀，血脉不调，消瘀血，破血中之气。损真气，虚人忌用。

《汤液》云：主老癖癥瘕，结块气胀，血脉不调，疗扑损瘀血，女人经闭，心腹刺痛。能落胎消血。产后血晕，宿血不下。

《珍》云"补不足"。七潭言其误矣。

味苦，淡，气温，无毒。色黄体重，形如鲫鱼而小。火炮用。生时略麻人舌。

草三棱　一名鸡爪三棱。

疗产后恶血，通月水血结，下胎，破积聚癥瘕，止痛利气。

味甘，平，气温，无毒。

蓬莪术

疗心疼，破积聚，消瘀血，通月经，破癥瘕，宁腹痛。

伊训云：治女人血气痛，丈夫奔豚气痛，霍乱冷气，吐酸水。能破气中之血，能益气、开胃消食，治积聚。治诸气为最要之药。

《十书》云：治心膈痛。虽破气而又能益气，故治短气不能接续者用之。今大小七香丸、集香丸散及汤内多用此。

味苦、辛，平，气温，无毒。火炮，醋炒用。得酒、醋良。

阿　魏

《珠囊》云：除邪气，破积杀虫。治传尸。俗云消肉积。

《本经》云：味辛，平，无毒。杀小虫，去臭气，破癥积，疗霍乱心腹痛，坚气①。杀一切蕈毒。

味咸，气臭，平，无毒。此物体性极臭而能止臭。因为奇物，乃波斯国树脂也。又云：走马射阿魏。凡用去枯者。

《雷公炮炙》云：先于净钵中研极细，于热酒器上，滚过任用。假多，难得真者。

验阿魏有三法：第一验，将半铢安于熟铜器中一宿，至晓，沾阿魏处白如银，永无赤色。

第二验，将一铢置于五汁②草自然汁中，一夜至明如鲜血色。

第三验，将一铢安于柚树上，树立干，便是真的。

郁　金

《经》云：味辛、苦，性寒，无毒。凉心，主血积下气。治金疮，生肌止血，破恶血，血淋、尿血可单用。亦治女人宿血结聚，温醋摩服。啖马治胀痛，为之马菜。

《十书》云：郁金香，疗蛊野诸毒，心气鬼疰，心腹间恶气。

味苦，性温，平，无毒。只十二叶，为百药之英。其花形如红蓝。采其花，即是香也。古人用郁鬯③酿酒以降神，即此花也。

姜　黄

《珠囊》云：下气，破恶血积滞。消痈，通月水。

---

① 坚气：《证类本草》卷九阿魏条下作“肾气癥瘕”。
② 汁：《证类本草》卷九阿魏条下作“斝”，俗“斗”。
③ 鬯（chàng 唱）：古代祭祀用的酒，用郁金草酿黑黍而成。

易老云：主心腹结积疰忤，下气破血，除风热，消痈肿。功力劣于郁金。

《日华子》云：味辛辣，性热不冷。《本经》误言寒也。一名莶药。

莶药①

陈藏器云：味苦，性温。色白。主恶气疰忤心痛，血气结聚。姜黄色黄，味辛，性温，无毒。破血下气，温而不寒。郁金色赤，味苦，性寒。主治马热病。三物相似而所用不同。苏恭②云"不能分别三物"。

七潭云：据三物气色、性味，分明三种。陈氏之言是也。

大黄

其性沉而不浮，其用走而不守。夺土郁之拥滞，定祸乱以太平。名曰"将军"。

《赋》曰：通秘结，导瘀血，泻诸实热，开血闭，破癥瘕积。

《汤液》云：以苦泄之性峻至于下，以酒引之，可行至高之地。

《经》云：专治大便不通。主下瘀血，破癥瘕积聚，留饮宿食，荡涤肠胃，去实热，通利水谷，调中化食，安和五脏，平胃下气。除痰实，肠间结热，心腹胀满，女人血闭胀，小腹痛，诸老血留结。

《衍义》云：仲景治心气不足、吐血衄血，泻心汤用大黄、黄芩。或曰：心既不足，不用补心汤，反用泻心，何也？答曰：

---

① 莶药：即"莪术"之异名，名见于《新修本草》。

② 苏恭：即唐代药学家苏敬，宋避讳改名苏恭。

若心气独不足，当不吐衄也。乃邪热因心气不足而客之，以致吐衄，故以苦泻其热，就以苦补其心，盖一举而两得之。有是症者用之无不效，在量其虚实而已。

味苦，性寒，无毒。味极厚，阴中之阴，降也。入手足阳明经。黄芩为之使，无所畏。凡用有蒸，有生，有炮熟。或酒浸，或酒洗。

《伤寒搥法》① 云：用温酒拌匀，晒干用②。

《本草撮要》云：酒浸，引之上至颠顶，入太阳，似舟楫载之，可浮于胸中。酒洗之，引入阳明。若用之于下，不必酒也。同硝石、紫石英、桃仁，能通女经。出川地、锦纹者佳。庄郎产者次之。

巴 豆

削坚积，荡脏腑之沉寒；通闭塞，利水谷之道路。斩关夺门之将，不可轻用。

《赋》曰：利痰水，破积结，宣肠理膨胀。治伤寒温疟寒热，破癥瘕烂胎。

《经》云：去留饮痰癖，大小腹胀。去恶肉，杀虫鱼。

易老云：通女经闭，去胃中寒湿。得火良。

味辛，性大热，有大毒。浮也，阳中阳也。生巴郡，故名巴豆。性通利，若江水无滞，故名江子。芫花为之使。恶蘘

---

① 《伤寒搥法》："搥"应作"槌"，形近之误。又名《伤寒杀车槌法》，明代医家陶华撰。

② 用温酒拌匀，晒干用：《伤寒杀车槌法》作"锉成饮片，用酒拌均，燥干，以备后用。"

草①，畏大黄、黄连、藜芦。杀斑蝥毒。凡用去皮心，炒令黄色，另研如泥，以和丸散。若用草纸包裹，捶去油者，名巴霜。俗云：巴豆不去油，力气大如牛。

《十书》云：生温，熟寒。

雷公云：若急治，为水谷道路之剂，去皮心膜油生用。若缓治，为消坚磨积之剂，炒烟去，令紫黑，研用，可以通肠，可以止泻。世所罕知也。

仲景云：治百病客忤，备急丸主之。

皂 荚

治一切风痰。疗风痹死肌，头风泪出，消腹胀化谷，除咳嗽囊缩，利九窍，明目，益精。下胎衣，杀精物。

洁古云：破坚癥腹痛，下胎，通关节，开胃。治中风，杀劳虫，去骨蒸，除疥癣风疮，止痛及中风口噤。

味辛、咸，气温，有小毒。入厥阴。柏实为之使。恶麦冬，畏空青、人参、苦参。亦有数种：有长尺余者，有如猪牙、弯而短小者，名牙皂，良。去皮、子，酥炙用。十一月采之。为末搐鼻嚏，应述②妖迷。

叶：为末，入吐药。刺：入煎药，破肿毒，疮疽发背，诸般恶疮，成脓即穿。

雷 丸

杀三虫及寸白虫。

黄友云：去皮里膜外之水，削年久坚积。

---

① 蘘（ráng 穰）草：即蘘荷。多年生草本植物。叶互生，椭圆状披针形，冬枯。夏秋开花，花白色或淡黄。根似姜。

② 述：据文义，疑是"逐"字之误。

味苦、咸，性寒，有小毒。白者良，赤黑者有毒，能杀人。

大腹子

去膨下气，亦令胃和。治痈毒痰隔，止霍乱。通大小肠，健脾开胃，调中。时习云：是气药也①。

味辛，气平，微温，无毒。与槟榔一种。尖长小大者为槟榔，大而偏者大腹子也。

大腹皮

治水肿之殷溢②，助脾胃，敛气宽中。

味辛，气平，微温，无毒。鸩鸟多栖此树上，宜先酒洗，仍以乌豆汁洗之，方可用也。

槟　榔　君。

坠诸药性，若铁石。治后重，验如奔马。

《赋》曰：豁痰逐水，消谷，消山岚瘴气，疟疾，下三虫，去伏尸，杀寸白虫。

《十书》云：槟榔，苦以破滞，辛以散邪。专破滞气下行，泄胸中至高之气。亦治疥疮。

味苦、辛，气温，无毒。降也，阴也。一云纯阳。形若鸡心，正稳尖长，心不虚、不油者佳。

牵　牛　使。

消肿满，逐水，下气，利大小便，堕胎。极辛烈，泻人元气。

《十书》云：以气药引之，则入气分；以大黄引之，则入

---

① 时习……药也：引自《汤液本草》，但"时习"所指未详。
② 殷溢：盛满胀。殷，盛，大。

血分。

张文懿[①]云：昔见人病酒食痞，多服药，以导其气。及服神芎丸，犯牵牛，初服即快药也，再服其病依然如旧。又服，其痞随药而效，药过病复如初，至久脱元气而不知悔也。惜哉！惟当益脾健胃，使元气不亏，而自能消磨水谷，其法无以加矣！

丹溪云：凡饮食劳倦，皆血受病。以此泻之，是血病泻气，使气血俱虚，损其所伤，泻其元气，损人而不知也。

罗谦甫云：牵牛泻气之药，味辛，嚼之猛烈雄壮，渐渐不绝，非苦寒之药。血热泻气，差误已甚。若病湿胜，湿气不得施化，致大小便不通，则宜用之耳。湿去，其气周流，所谓五脏有邪，更相平也。《经》所谓一脏不平，所胜平之。火能平金而泻肺气者也。

味苦、辛，气寒。属火，善走。有毒。有黑白二种，入药炒用。此药泻人元气，不可轻用。

商　陆　一名樟柳。

治水肿胀，疝瘕痃肿腹满。能泻十种水病。

味辛、甘、酸，性平，有毒。忌犬肉。有赤白二种。其形类人。花茎赤者，根赤；花白者，根白。白者入药，赤者入神。

秦　艽

除四肢风湿，疗遍身黄疸。

《赋》曰：攻风逐水，除肢节肿痛，利小便。

洁古云：主寒热邪气，风湿痹，治传尸骨蒸及口噤，肠风泻血。入手阳明，下牙痛、口疮。

---

① 张文懿：唐代医家，撰有《本草括要诗》三卷，《脏腑通元赋》一卷。

味苦、辛，平，微温，无毒。可降可升，阴中阳也。菖蒲为之使。罗纹者佳。洗去土用。

防 己

《经》云：主风寒温疟，利大小便，疗水肿风肿，去膀胱热，诸痫，除邪热气，伤寒寒热邪气，中风手脚挛急。止泄。

《珠囊》云：专治水肿胀满留湿，去风湿淫痹，除十二经水肿，通腠理，利九窍，去血中湿热。

易老云：消水肿，散痈肿恶结，诸蜗疥癣虫疮。

味苦，寒。阴也，无毒。恶细辛，杀雄黄毒，畏女菀、卤咸、萆薢。采根阴干，去皮用。纹如车辐者良。

伊尹云：汉防己：君，味苦，有小毒。治湿风，口面㖞斜，手足痛，散留痰，主肺气嗽喘。木防己：使，味苦、辛。能治男子肢节中风毒，中风不语，散结气痈肿，瘟疟，膀胱水肿。

《本经》云：出汉中者，黄实而香，茎软、叶细，吹之气从中贯，如木通，破之纹如车辐者为汉防己。出他处者，青白虚软，又有腥气，皮皱者为木防己。今方中罕用，惟仲景方中亦用之。今市中货者，汉己小，木己大。

七潭云：大抵汉防己主治水气，木防己主治风气。

木 通

泻小肠不散之火，利小便闭塞之热。与琥珀同功。

《经》云：除脾胃寒热，通利九窍、血脉关节，令人不忘。散痈肿诸结，催生堕胎，治乳结，下乳汁，通经利窍。疗脾疸，出音声，治耳聋，金疮恶疮，治五淋，利小便，开关膈。

《汤液》云：治人多睡及水肿浮大，除烦热，止渴。治鼻塞，通小肠，破积聚，血块疮结，排脓止痛，及天行瘟疫，头痛目眩。

《赋》曰：利水道，诸药无过。

通 草 一名通脱木。

阴窍涩而能利，水肿闭而能形，故名通草。

《证类》云：治五淋血闭，催生下胎，下乳汁，治阴窍不利。行小水，除水肿痹。生用泻肺，明目退热。

味甘、辛，平，无毒。降也，阳中阴也。

旧说通草即木通，非也。盖木通蔓生者也，中如辐辏，可以通气者。通草一名通脱木，乃茎生者也。其茎有节，其叶大小、茎干皆似蓖麻。中心有瓤轻白，可脱出作花饰，故名通脱。即今之撋①草也。今方罕用，与灯草同功。

灯心草 一名石龙蒭②，一名龙须草。

主心腹邪气，小便淋闭风湿。极利水道，通五淋。

味甘淡，气寒凉，无毒。即席草。

猪 苓 臣。

除湿肿，体用兼备；利小水，气味俱长。久服损肾昏目，以其行水之功多也。

《金柜》云：行湿利小便，疗妊娠淋沥。又治从脚上至腹肿，及少阴渴者。

味甘淡，性平，无毒。入足太阳、少阴。降也，阴也。水浸，打锉用。

---

① 撋（gāng 刚）：古同"扛"。
② 蒭（chú 除）：古同"芻（chú 除）""刍"。

新刊药性要略大全

一〇〇

泽 泻

去胞垢而生新水，退阴汗而止虚烦。利小便，通淋涩，补不足之阴；疗水病，消湿肿，乃灵丹之药。

《十书》云：入膀胱及肾，除湿之圣药。治小便淋沥，逐膀胱三焦停水，利膀胱热，宣通水道。

仲景云：水蓄烦渴，小便不利，或吐或泻，五淋散主之。内用泽泻故。《衍义》云：其功长于行水也。

味甘、咸，性寒，平，无毒。降也。阳中阴也。畏海蛤、文蛤。凡用去毛土，不油不蛀者佳。

七潭云：此药极泻肾，不得已而用之可也，不可常服。

《证类本草》云：治风寒湿痹，乳难，消水，养五脏，益气力，肥健，补虚劳，起阴气，止泄精。久服明目。

扁鹊云：多服泽泻，令人病目。诚为行去其肾水也。

仲景八味丸用之，亦不过接引桂、附，归于肾经而已。盖凡服泽泻散之人，必多小便。小便既多，肾气焉得复实？故昏人目。今止泄精药内，多不敢用。《本草》云"补虚明目"之言，误矣！

其实味甘，无毒。治风痹消渴，益肾。久服面生光，令人无子。

叶：味咸，无毒。主大风，乳汁不出，产难。强阴气。

逸药子云：其子与叶，亦能治水，止消渴。益肾强阴之言，难以信用。

瞿 麦 臣。

决痈肿，明目去翳。能下胎，破血，养肾气，逐膀胱邪热，止霍乱，长毛发。

主五淋，催生。《赋》曰：治血淋、热淋及小便闭。

味苦、辛，气寒，无毒。蘘草、牡丹为之使。恶螵蛸。立秋采，阴干用。花如野石菊。

萹　蓄　使。

主浸淫疥痒疽痔，杀三虫，疗女人阴蚀，及小儿蛔虫，霍乱。

味甘、苦，性平，无毒。生道傍，苗似瞿麦，叶细而绿，如竹，茎赤绿，节间有花，甚细，青黄红色。四、五月采苗，阴干。

车前子　君。

主气癃，止痛，利水道，除湿痹、淋沥、养肺、强阴、益精，令人有子，治目赤痛。

《赋》曰：止泻利小便兮，尤能明目。

味甘、咸，性平、寒，无毒。端午日采，阴干，炒研入药。常山为之使。

《汤液》云：去风毒，养肝，疗中风、热毒风，冲目赤痛、障翳，脑痛泪出，疗泄精并尿血。补五脏，明目，利小便，通五淋。

叶、根：味甘、咸，性寒、平，无毒。治金疮，止血衄，破瘀血、血瘕，小便赤涩，止遗精白浊，止烦下气。

茵　陈　使。

《赋》曰：主黄疸而利水。

《十书》云：主风湿邪结于内，明目。

《经》云：清小便，通关节，去滞热头热，伏瘕。治伤寒身痛，能发汗。除伤寒后发黄，行肢节滞气。

伊训云：治风湿寒热，遍身发黄，小便不利，除烦热。

仲景云：茵陈栀子大黄汤治湿热，栀子柏皮汤治燥热。

味苦、辛，气平、微寒，无毒。入足太阳膀胱经。三月采，阴干用。江南有山茵陈，绝胜。

昆　布

破疝气，散瘿瘤及结聚气瘰，治十二经水肿。

《汤液》云：利水道，去面肿，恶疮鼠瘘。多食令人腹冷痛，发气吐白沫。饮少醋消之。

味咸，性寒，无毒。一云有小毒。形如卷麻。此海中苔类也。凡海中菜皆疗瘿瘤结气。

海　藻　臣。

利水道、便闭，泄十二经水气，消浮肿。

《赋》曰：散瘿瘤，破血，治疝，利小便。治气疾急满，疗皮间积聚暴溃，留气热结。

伊训云：散结气，痛肿癥瘕，坚气，腹中上下雷鸣。治颈下核。治疝气下坠。

味苦、咸，性寒，有小毒。沉也。阴中阴也。反甘草。洗去咸味，烘干入药。

甘　遂

治面目浮肿、腹大，水肿腹满，水结胸中。去痰，破饮食积聚癥瘕，利水谷道，疗疝瘕，散膀胱及皮肤留热。专泻十二经诸水。此药于行水攻劫为用，宜斟酌详审用之。

味苦、甘，性大寒，有毒。瓜蒂为之使，恶远志，反甘草。

芫　花　使。

消浮肿，逐水。治瘤痔，心腹腰痛，咳逆上气，喉鸣喘急，咽肿短气，蛊毒，疟疾，痈肿，疝瘕。杀虫、杀鱼，疗呕逆。

《十书》云：消胸中痰水，喜唾，水肿，入①五脏皮肤，及腰痛，心腹胀满。驱一切毒风，四肢拘挛。

味辛、苦，性温。有小毒。反甘草。

莞花 莞字疑错，恐即莞②花也。其性味主治，大略相同。姑扈以候知者。

治伤寒温疟，下十二经水肿，破积聚癥瘕，荡肠胃宿食，寒热邪气，利水道，治痰饮咳嗽，喉肿，蛊毒。

味苦、辛，微寒，有毒。

大　戟

通经堕胎，消腹满，破积聚癥结，治蛊。利十二经水道，驱中风皮肤痛，腹满急痛，治痞块，腹内雷鸣，利大小肠。

味苦、甘，气寒，有小毒。小豆为之使。反甘草，畏菖蒲、芦草、鼠尿。又反③莞花、海藻。云即泽漆根。有毒，用菖蒲解之。此药泻肺、损真气。

巴　戟

主大风邪气，阴痿不起，强筋骨，安五脏，定心气，补中益气。

《汤液》云：疗头面游风及一切风。治小腹及阴中相引痛④。

---

① 入：《汤液本草》莞花条下作"五水在"。

② 莞：疑为"芫"字之误。

③ 又反：十八反中甘草反大戟、芫花、海藻，而大戟并不反芫花、海藻，故"又反"一说有误。

④ 《汤液》云……相引痛：《汤液本草》中无巴戟条，《名医别录》中有此段。

东垣云：下气，补五劳，益精，利男子，增志。治阴疝，白浊，梦泄。补肾，强阴，助阳。

味辛、甘，气微温，无毒。覆盆子为之使。恶雷丸、丹参。水洗去土、去心用。得枸杞、菊花、酒，良。其根紫色，如连珠、肉厚者佳。

新刊药性要略大全卷之六

黄 精

东垣云：补中益气，安五脏，除风湿。久服轻身延年，益寿。

味甘，平，无毒。叶似萎蕤。凡使勿误用钩吻，能杀人。

萎 蕤 君。

治风淫，四体不仁，泪出，两目眦烂。男子湿注腰疼，女子面生黑点。

味甘，平，无毒。可升可降，阳中阴也。叶似黄精。又云即黄精也。切勿误用钩吻，能伤人。

《汤液》云：气平，味甘，无毒。主中风暴热，不能动摇，心腹结气，虚热湿毒，腰痛，茎中痛，及目痛眦烂泪出。去面上黑点，润肺除热。

《朝野集》云：主时气寒热病，内补不足，去虚劳，寒热头痛。

蕤 仁

主心腹结气，治目赤痛，伤目瞳，泪出眦烂，风痹。明目之剂。又破痰结。

味辛，气平，无毒。《宣本草》①云：甘，温、微寒。衣有缠丝纹，未油者佳。去壳入药。

女 萎

《经》云：主风寒，霍乱，泄痢肠鸣，惊痫寒热。止痢

---

① 宣本草：查本草文献未见此书名。

有效。

味辛，气温。凡用根、不用叶。非白头翁，亦非萎蕤之类。

冬瓜仁

醒脾，进饮食，益气除烦。可作面脂，悦泽颜色。

味甘，气平、寒，无毒。去壳用。

冬 瓜 一名白冬瓜。

除小腹水胀，利大小便，止渴。汁：止烦躁热。皮：治打跌。

味甘，平、微凉。经霜后皮上白如粉，故名白冬瓜。

茄 儿 一名落苏。

煎汤可洗渍。不可多食，损人，动气发疮及痼疾，减人精神。

味甘、咸，性平、寒。无所畏。生疮疖者忌食。

茄蒂：烧灰，治肠风。根、茎、叶煮汁，洗冻脚疮。烧灰入外科。子：可摩醋敷痈肿。

芸 薹

破癥瘕，通结血，消乳痈。不宜多食，最损气。生腹中长虫，败阳发病。

味辛，气温。有毒。

橘子仁 一名车下李。

治腰疼，疝气，乳痈。

味辛、苦，气温，无毒。炒去壳，研用。

酸枣仁

去怔忡及虚寒不得眠，宁心志，敛虚汗，止烦渴，补中益肝气，坚筋骨，助阴气。

陈士良①云：治心腹寒热结气，四肢酸疼湿痹，脐上下痛，血转久泻。能令人肥健。久服安五脏。

成无己云：治胆实有热多睡者。亦治胆虚寒不眠者。

味酸，淡，气平，无毒。恶防己。八月采实阴干，去壳用。

大　枣

和药性，开脾胃。

《赋》曰：助脉，强神，大和脾胃。

《十书》云：养脾气，和百药，通九窍，补不足之气。

伊训云：极养脾气，补精气，生津液，助十二经脉，治心腹邪气，和肠胃，肥中补气。中满者禁服。多食生枣，令人腹胀泄泻，多寒热，羸瘦。

《经》云：中满者勿食甘。甘极助满。大建中汤中治心下痞满者，去饴糖、大枣、甘草同例。

味甘，平，性温，无毒。降也，阳也。杀乌头毒，忌合生葱同食。凡入药，去核，否则令人烦。

乌　梅

收肺热，除烦满，止渴。治泻痢，好唾口干，去骨间热，调胃和中。

《赋》曰：主便血疟痢。

《证类》云：主肢体痛，偏枯不仁，死肌。去黑痣。

仲景云：治吐蛔，下痢。能安虫。盖虫闻酸则安。

味酸、甘，平，性温。无毒。可升可降也。

---

① 陈士良：又名陈巽，南唐人，撰《食性本草》。

白盐梅

治伤损诸疮，止血生肌，无瘢痕。神圣之妙药也。

性味与乌梅同。火熏干者为乌梅，晒干密器藏之者为白梅。去核用。

李核仁　臣。

治女子小腹肿痛，主痿、折骨痛，利小肠，下水气，除肿满。

李白皮　使。

主消渴，止心烦气逆，奔豚气，脚下气。治赤白痢，主热毒烦躁，并煮汁服。

味苦、咸，性大寒，无毒。

椿白皮

止痢，断痔泻、血痔蛊，血崩赤带。可洗疥疮。

味苦，气温、香，有毒。无花不实者为椿，有花而荚者为樗①。

又云：气寒。椿木实，樗木中虚，其叶相类。

樗白皮　使。

止赤白久痢肠滑，痔病泻血不止，女子血崩，月信来多，赤白带下。

成无己云：止泻及肠风，痔疥蛊，主鬼疰传尸，蛊毒下血。

味苦，性寒，无毒。又云微温，有小毒。蜜炙入药。取东引细根皮水煮服。

---

①　樗：即臭椿。

樗叶：捣汁，可洗疮，除疥及虱。

川楝子　一名金铃子，一名石茱萸。

治伤寒大热，烦躁发狂。治暴心痛，利小便，杀三虫、疥疡。

味苦，气寒，有小毒。今处处有，但川蜀者良。有川楝，有苦楝。木高二三丈，叶似槐而长。三四月开花，红紫色，芬芳。实如弹丸，生青熟黄。冬月采实晒干，酒拌浸，蒸熟，剥去皮，取肉去核，只单用其核，槌，用浆水煮一伏时用。凡使肉不使核，使核不使肉。

楝根白皮

治蛔虫，利大肠。一云：最杀蛔虫。

味苦，性微寒。有雌雄二种。雄者根赤、无子，有毒，服之令人吐泻不止，有至死者。雌者根白、有子，微毒。凡用当择雌者用之，煮汁服。

石榴皮

止漏精，涩肠，攻痢，治筋挛脚痛。

味酸涩，无毒。忌铁。浆水浸一宿，用酸者入药佳。

梨木皮

疗汤火之伤。

味甘淡，气寒，无毒。采取阴干为末，入敷药，不入汤丸。处处有之。

梨　实

除烦热，止嗽，可吐风痰。不宜多食，成冷痢。产妇及金疮尤不可食。

味甘、微酸，气寒，无毒。

榧 实

味甘，无毒。治五痔，杀虫蛊毒。消谷进食，助筋骨，行荣，明目轻身。

胡桃肉

肥肌，润颜色。去痔，消瘰疬。

味甘，平，无毒。和酒研，入药服，疗扑伤。

柿 干

止痢涩肠。生宜解酒渴，止哕。最润喉，通耳鼻，止血，治嗽。

味甘，气寒，无毒。青州者良。即柿饼也。

柿 霜

清肺消痰。

味甘，气寒，无毒。即柿干上白粉也。

柿 蒂

下气止哕。

味苦，涩，气微寒，无毒。

枇杷叶

下气，止哕呕、久嗽，疗肺风热，和胃止渴。

味苦，气平，无毒。火炙，拭去毛用。否则其毛入肺，为久嗽不止。

橄 榄

止渴生津。

味酸、甘涩，气温，无毒。

龙 眼

主五脏邪气，安志，厌食。除蛊毒。久服强魂，聪明通神，轻身。

味甘，气平，无毒。

荔 枝

安魂定魄，益智和中。

味甘，微酸，气平，无毒。荔枝核：治心痛。

椰 子

益气去风。味似胡桃，又似生榧子肉。用饴糖浸之甚佳。

椰浆治消渴，搽头益发令黑，饮之醺人，为之椰酒。

皮：味苦，平，无毒。止鼻衄，吐逆，霍乱，煮汁服。

苦 茗　即茶也。

除痰下气，消宿食，止痢，清头目，利小便，消热渴。

《机要》云：解煎炒油毒，令人少睡。疗中风昏愦，多睡不醒。

《汤液》云：苦以泻之，其体下行，何以能清头目？

味苦、甘，微寒，无毒。入足厥阴肝经。

苦 苣　即苦荬也。

主面目及舌下黄，强不眠①。久食轻身少睡。治霍乱气逆。虽冷，盛②益人，不可同血食。

味苦，平，气寒，无毒。蚕子出时，不可取拗，令蚕子青

---

① 强不眠：《证类本草》作"强力不睡"。

② 盛：《证类本草》作"甚"。

烂。蚕妇亦忌食。

大小茴香

治疝气肾痛，及一切风，及肾气冷痛，膀胱阴痛，脚气，育肠气，调中，止腹痛霍乱呕吐，开胃进食，破一切臭气，疗蛇伤。

味甘、辛，气平，无毒。入手足太阴、太阳二经，治膀胱之剂。阴干，得酒良。小茴香入药炒用，大茴香不必炒。

莳 萝

主小儿气胀，霍乱呕逆，腹冷食不下，两胁痞满，健脾开胃，温肠，疗肾气。可与阿魏同食，夺其气味。

甘 松

浴体令香，专辟恶气。治卒心腹痛满，下气，治黫黵风疳、齿䘌。

《赋》云：理风气止痛。

味甘，气温，无毒。得白芷、附子良。可作衣香。即香草也。

三 柰

专辟恶气。

味辛，气温，有小毒。可作衣香。

青 蒿　即蒿草。

除骨蒸劳热，明目。搅汁服。若生揉，敷金疮，止血止痛，生肌。

味苦，气寒，无毒。处处有之。根、苗、子、叶皆入药。各自使之，用子勿用叶，用枝勿用根。四者若同用，反能致病。

得童便浸，良。亦可煎水，洗疮，除疥虱疥痒。亦作鸡香菜食之。

大　青　臣。

治时气头痛大热，口疮肿毒，烦闷渴疾。

味甘、苦，大寒，无毒。

白百合　一名强瞿，一名强仇。

主邪气，腹胀心痛，除心下急满，治咳逆。补益气血，安心定胆，益志，养五脏，止癫邪，啼泣狂叫惊悸，除浮肿，痞满寒热，遍身疼痛，及乳难喉闭，乳痈，诸疮肿，产后血狂运。

《经》云：治咳嗽痰中带血，除热结，通大小便，攻发背疮痈，宁心消胀。

味甘、咸，气平，无毒。

红百合　一名连珠，一名山丹。

治疮肿，疗惊邪。百合有赤白二种，叶细花红者不入药，叶大、茎长、根粗、花白者宜入药。

百　部　使。

治肺热咳嗽，年久劳嗽，及疥癣，去虱。

《汤液》云：主咳嗽上气，润肺益肺。杀蛔虫。去传尸骨蒸。

味甘、苦，气微温。又云：微寒，无毒。酒浸，炒用。其根数相连，似天门冬而小，苦强，有小毒。火炙、酒淬，饮之止嗽。又能去虫。

紫　菀　臣。

安五脏，益肺，疗肺痿咳嗽，吐脓咳血。补虚，止渴，通结气。

伊训云：主咳逆上气，胸中寒热结气。去蛊毒，痿蹶，止喘悸。补虚劳，惊痫。

东垣云：调中，治肺痿吐血，清痰止渴，润肌肤，添骨髓，味苦、辛，气平、温，无毒。款冬花为之使。恶泽泻、菌桂、雷丸、远志、茵陈。采取阴干。

雷公云：蜜水浸一宿，烘干，去芦用。

茅香花

主中恶，温胃止呕吐，疗心腹冷痛。

味苦，气温，无毒。又云甘、平。苗叶可煮汤，浴身令香，辟邪气。

零陵香　一名薰草。

《汤液》云：明目，止痰，疗泄精，去臭气。治血气腹胀。

味甘、辛，气平、温，无毒。酒煎茎叶服。得酒良。

松　香

疗金疮，止血止痛，生肌，及治脓疱疥疮，辟谷不饥。

《经》云：治疽恶疮，白秃疥瘙，安五脏，除胃中伏热，咽干消渴，及风痹死肌。治脚软骨节风。为丸久服，轻身不老。

味苦、甘，气温，无毒。用白黄色者良，黑色者不用。入敷药及膏，不入汤。

松实：甘，温，无毒。治风痹，补虚羸，安五脏，延年。

松叶：苦，气温，无毒。治风湿疮，生毛发，安五脏，守中不饥。

松节：治百节久风风虚，脚痹疼痛。渍酒，可治历节风。

松根白皮：苦，温，无毒。补五劳，益气，辟谷不饥。

松萝：治气瘿①项大。味苦、甘，气温、平，无毒。非松球。一云：即松球。

枫 香 一名白胶香，一名枫乳，一名云香。

辟恶气，焚烟可除痘疹之邪，消风止痛，治瘾疹风瘙，齿痛，及水肿疮毒。

味甘、辛，无毒。即枫脂也。

檀 香

定霍乱，治心气痛，消风热肿毒，中恶鬼气，杀虫。

《经》云：引胃气上升，进食，能调气而引清香之气上行至高之分。最宜橙、橘之属，佐以姜、枣，助以葛根、豆蔻、砂仁、益志，通行阳明之经，在胸膈之上，处咽嗌之中，同为理气之药。

《汤液》云：治肾气诸痛，腹痛，股痛，热肿，主霍乱中恶。

味辛、咸，气温，无毒。入手太阴肺、少阴心，通行阳明胃、大肠诸经之药。

沉 香

降气，定霍乱心痛，疗风水毒肿，去恶气。

《经》云：调中，补五脏，益精壮阳，暖腰膝，去邪气，止转筋，吐泻冷气，破癥癖，冷气麻痹，骨节不仁，湿风皮肤瘙痒，心腹气痛。

味甘、辛，气温热，无毒。入水沉而中坚实，黑色者佳。

---

① 瘿：原作"瘾"，据《证类本草》松萝条改。

藿香

开胃口，进食，止霍乱。除呕逆，止心痛，辟恶气。

《机要》云：疗风水毒肿。医方治脾胃吐逆，为最要之药也。

《十书》云；温中快气。入乌药顺气散则补肺，入黄芪四君子则补脾。

味甘、辛，微温，无毒。升也，阳也。又云：可升可降，入手、足太阴脾、肺二经。

丁　香　臣。一名鸡舌香。

《经》云：主霍乱拥胀，风毒诸肿，牙齿疳䘌，快脾温胃，止吐。

东垣云：能发诸香，能止冷气腹痛，及反胃蛊毒，肾气奔豚气坠痛，壮阳。暖腰膝。有雌雄，雄者小，力少；雌者大，为之母丁香，力大。

《汤液》云：消痰癖，除冷劳。与五味子、广茂①同用，治奔豚气，泻肺气，补胃，大能疗肾。

味辛，气温热，纯阳无毒。入手太阴肺、足阳明胃、少阴肾三经。

丁香花

止无色毒痢，止气，止心腹痛，及治乳头破裂。

丁皮：能治齿痛。

丁香根：疗风热肿毒，不入心腹药。

钱氏方论鸡舌香，或以为番枣核，或以为母丁香，议论纷

---

① 广茂：即莪术。

纭，互相排抵，竟无定说。惟阎孝忠云：古人命药，多以其形似名之。如乌头、狗脊、鹤虱之类是也。番枣核、母丁香，本二种物也，皆似鸡舌，故名适同而用实异。盖番枣核得于乳香中，今治折伤药中多用之。母丁香即今丁香之老者，极芳烈。古人含鸡舌香者，此也。今治气及温中药多用之。最为易辨。

《经史证类本草》亦言丁香即鸡舌香也。

乳　香

《经》云：下气益精，补腰膝，治肾气，吐呕、霍乱，冲恶中邪气，心腹痛疰气。疗耳聋，中风口噤，风冷。理妇人血气，止泻，消疮疖，疗痈止痛，治疮攻血。

《珍》云：极定诸经之痛，辟邪恶，补精益肾。

味辛、苦，气温，无毒。阳也。

雷公云：用箬叶微炒出油入药。

《宣城本草》① 云：乳、薰陆香，俱是波斯国松木脂也。

薰陆香②

即乳香之同类者。治肾气，补腰膝，去邪气，止血痛，疗风湿毒肿，伏尸五疰等症。

气微温。盛夏树胶也。

---

① 宣城本草：和前文《宣本草》可能指同一书，但查文献并无此书记载。

② 薰陆香：叶廷珪《南蕃香录》云"乳香一名薰陆香，出大食国南，其树类松"，《梦溪笔谈》云"薰陆即乳香也，本名'薰陆'，以其滴下如乳头者，谓之'乳头香'"。由以上记载可知古代本草认为乳香与薰陆为一类，但所述产地和来源均不够准确，故难考定其原植物属于何种，对其树脂形态和色泽的描述却与现今所以乳香药材相似。《全国中草药汇编》载薰陆香为漆树科植物粘胶乳香树，其树干经切伤后流出的树脂。

苏合香

辟恶，除温疟，杀鬼蛊毒，杀虫。久服不生梦寐。

味甘，气温，无毒。天竺出此香。是诸香汁煎成，非自然一物也。惟坚实、极芬芳、重如石、烧之灰白者佳。

陈藏器《本草》云：苏合香是狮子屎①。狮子屎是西方草木皮汁所为。胡人欲人贵之，故饰其名为苏合，未详其义。按狮屎赤黑色，烧之去鬼，服之破宿血，杀虫。苏合香色黄白，二物相似而不同。

藿香旧注附五香条下，皆扶南国②人言，众香俱是一本。根是旃檀香，节是沉水香，花是鸡舌香，叶是藿香。其胶滴出未沾泥沙如乳头者，名乳香；滴在沙石上，年久重叠者，为薰陆香。《证类本草》载与沉香共条，盖此义也。今世人所用藿香，乃土中所种，草生者也，非木者也，非一物明矣③。

安息香

辟恶气鬼疰，止心腹痛，益肾，止遗精。

伊训云：治妇人血禁，及产后血运。止霍乱风痛。

味辛、苦，气平，无毒。似松脂，黄黑色。

安息香油，可烧熏痘疹不起不干者，极良。

---

① 屎：原作"尿"，据下文改。

② 扶南国：古代国名，即今之柬埔寨及老挝、泰国、越南等。

③ 众香……明矣：旃檀香即檀香，为檀香科植物檀香树干的心材；沉水香即沉香，为瑞香科植物沉香、白木香含树脂木材；鸡舌香为桃金娘科植物丁香的果实；藿香为唇形科植物藿香的地上部分；乳香为橄榄科植物乳香树、鲍达乳香树、野乳香树等皮部渗出的油胶树脂。由上述可知，文中说众香俱是一本，仅否定藿香，说法有误。

没 药

治疮，散血止痛。疗金疮、杖疮，诸恶疮痔漏下血。

《十书》云：破癥结宿血，消肿毒，去目中翳晕痛。

味苦、辛，气温，平，无毒。生波斯国。似安息香①，色黑，炒出油用。

血 竭② 一名麒麟竭。

止血出，疗金疮伤折。

主五脏邪气，带下，止痛，破积散血，生肌肉。

味甘、咸，气平、温，有小毒。勿误用海母血，最相似。但真血竭甘咸，似栀子气，嚼不烂、如蜡者佳。

冰 片 一名梅花脑。

清头明目，拔目中热，通九窍，消风止惊搐，散血散肿。其香透项，攻耳聋。

味辛、苦，气凉，性热，无毒。以其辛热，故点眼能散其血而拔出其热毒也。人但见其能去目中热，便以为凉剂，而不知其气凉性热也。盖血得热则行，得□③凉则止。若是寒剂，奚能散血耶？其性之热明矣！

粗壮莹白，大片如梅花瓣者，名梅花片，良。

此药不宜多服。若服饵过多之人，则身冷如醉，气绝而死。盖此药气厚于味，故服之过多者气窒不通而死，非中其毒也。《经史证类》云：广州龙脑香及膏香，味辛、苦，微寒。

《图经》云：苦、辛，温平，无毒。主治心腹邪气，风湿积

---

① 似安息香：原作"以安息"，据《汤液本草》没药条改。

② 竭：原作"结"，据《证类本草》改。下"麒麟竭"同。

③ □：疑衍。

聚。治耳聋，明目，去目中赤肤翳。出婆律国①。形似白松脂，作杉木气。明净者善。久经风日，或如雀屎者不佳。云合糯一作粳米灰、相思子贮之，则不耗。膏主治耳聋。

《唐本》注云：树形如杉木，言婆律膏是树根下清脂，龙脑是根中干脂。其树生子似豆蔻，皮有错甲，香似龙脑。其味辛，尤下恶气，散胀满，消食，香人口。

《神农汤液》②云：龙脑香出婆律国，今惟南海番客货之。相传云其木高七八丈，大可六七围，如积年杉木状。傍生枝，叶正圆而皆白。结实如豆蔻，皮有甲错。香即木中脂也。作杉木气。膏乃根下清液耳。亦谓之婆律膏。

段成式③《酉阳杂俎》云：龙脑香出婆律国，亦出波斯国。木高七八丈，大六七围，叶圆而背白，无花实。其树有瘦有肥，瘦者出龙脑香，肥者出婆利膏。香在木心中。波斯断其树，剪取之，其膏于树端流出，斫树作坎而承之。其入药用，自有别法。

《金柜》云：龙脑油，性温，味苦，无毒。出佛誓国。此油从树头所取，磨一切风。

二说大同而小异。又云：南海山中亦有此木。唐天宝中交趾贡龙脑香，皆如蝉蚕之形。时禁中唤为瑞龙脑。带之衣襟，香闻十余步。今海南龙脑多用火煏④成片，其中亦容杂伪。入药惟贵生者，状若梅花冰片，甚佳。

---

① 婆律国：又称婆利国，古国名，故地或以为在今印度尼西亚加里曼丹岛，或以为在今印度尼西亚巴厘岛。

② 神农汤液：《证类本草》作"《图经》曰"。

③ 段成式：即《酉阳杂俎》的作者。原此三字在上段末，据文义改。

④ 煏（bì 必）：烘干。

《海药》云：龙脑香，味苦、辛，性微温，无毒。主治内外障眼，杀三虫，治五痔，明目，镇心。西海律国昔年亦贡龙脑香。是知其国亦有之。

此物大能通利关膈热塞。其清香为百药之先。治大人小儿风涎闭壅，及暴得惊热，甚济事。然非常服之药，独行则势弱，佐使则有功。

相思子

陈藏器云：性平，有小毒。通九窍，治心腹气。令人香。

樟　脑　一名潮脑。

疗齿痛，杀虫，治疥疮，辟汗气。

味苦、辛，气温，有小毒。

南木香

《珠囊》云：调诸气不可无，泄肺气不可缺。《赋》曰：专理气滞。

伊训云：木香二种。治女人血气刺心心痛，及九种心痛，积年冷气疝癖，逐诸壅气，上冲烦闷；治霍乱吐泻，痢疾，冷痛，呕逆反胃，健脾消食。

《象》云：除肺中滞气。若治中下焦结气，须槟榔为之使。

《珍》云：治腹中气不转运，和胃气。

《证类》云：治邪气，辟毒疫瘟鬼，强志，主淋露，疗气劣，肌中偏寒。治气不足，消毒，温疟蛊毒。

东垣云：本经以木香主气劣不足，补也。通壅气，导一切气，破也。安脾健胃，补也；除痰癖块，破也。有补有破，何也？易老以为破气之剂，不言补也。

郑七潭云：纯以此味破气，亦鲜获效。但从臣使，亦有补泻之殊，不虚言也。

味苦、辛，气微温，无毒。降也，阳也。形如枯骨，苦口粘牙。凡入药不见火。槟榔为之使。形类犀涯。贩者杂以此，宜选真者。其犀涯大苦，不堪入药。

又与番白芷形亦相类，甚能毒杀人。生痰，锁喉甚速，盛于鸩鸟，尤当审辨也。其番白芷成片，似树皮之形。皮上有点起如包钉为异尔。

青木香　一名土木香。

调诸气，下膈气，止气刺痛。

味苦、辛，气微温，无毒。与广木香同种。风土有异，故力有优劣尔。功用俱同。

马兜铃①　即青木香子也。

主恶疮马疥。

马屁勃②

味辛，平，无毒。生园中久腐处，虚软，状如狗肺，弹之紫尘喷出。用敷诸疮甚良。即马屁菌也。

牛李子　一名鼠李。

除身热毒，下血及碎肉，疝瘕，积冷气，水肿胀满。

易老云：主风痹寒热，瘰疬。

实似五味子，色皆黑。味苦、甘，气寒，无毒。九蒸，酒渍服。

皮：味苦，微寒，无毒。

---

① 铃：原作"苓"，据《证类本草》马兜铃条改。
② 马屁勃：据目录补。即马勃。

蛇床子 一名虺床①。

除痹气，利关节，癫痫，恶疮。温中下气。令妇人脏热，男子阴强。久服轻身好颜色，令人有子。

《汤液》云：有毒。去男子腰痛，浴男子阴，去风冷，大益阳事。

朱云：主大风身痒，治齿痛惊痫，阴汗湿癣，赤白带下，缩小便，治女阴中肿痛，及男子阴痿、湿痒及阴疮。

味苦、辛、甘，气温，无毒。恶牡丹、巴豆、贝母。凡用挼去皮壳，取仁微炒。若作汤洗病则生用。

木鳖子

治乳痈腰痛，疮疡折伤，及肛门肿痛，消结肿恶疮，生肌。

味甘，气温，无毒。形生似鳖，因名焉。

鹤　虱

杀三虫，及蛔虫咬心痛。止疟及敷恶疮，解砒毒。

味苦，平，有毒。用肉汁送下。雷公云：忌酒肉，用蜜汤送下。

狼　毒

驱九种心痛，主咳逆，治蛊毒虫疽，鼠瘘。

味辛，平，有大毒。气寒似商陆而沉水者良。

羊　桃

主熛热身暴赤色，风水积聚，恶疡，除小儿热，去五脏水，消腹大，利小便，益气，可作汤浴。

---

① 虺（huǐ悔）床：蛇床子的别名。

味甘、酸、微苦，性寒，有小毒。

羊踯躅

治贼风侵皮肤，淫痛，诸痹，消蛊毒恶毒，专治风湿贼风。

味辛，气温，有大毒。恶诸石及面。为散酒服，畏茶。凡用取根刮去粘泥薄皮，只取内皮，用好酒炒闷过，伏地出火毒。入药量大人小儿用，不可多服，能杀人。

羊蹄根　一名秃菜根。

攻疥癣，治女阴妒蚀，疗痔，杀虫，主头疥痒，除热。

味甘、辛、酸，气寒，无毒。得醋良。

虎杖根　一名斑杖，一名大虫杖，一名醋杖。

治女人血运，产后恶露未尽，心腹胀满，扑损瘀血，破风毒结气，疮疖痈毒，排脓散瘕，破瘤消疮毒，通月水，治骨节风，治大热烦躁，止渴，利小便，破血，妊妇忌服。

味甘，平，气微温，无毒。处处有之，捣浸酒，常服通女经，破血。

马鞭草

通月水，破癥瘕，治湿䘌阴疮，久疟。

味辛、苦、甘，气寒，有小毒。又云无毒。其穗似鞭，因名之。俗呼为铁扫帚，生路陌，苗似狼牙草，又类益母，而茎圆花紫，果微似蓬蒿。

马齿苋

止渴，攻痢、摩眼翳、利便难、敷疮、散血，治火丹，杀虫。

东垣云：主诸肿瘘疣目①，尸脚阴肿，反胃，诸淋，金疮内流，破血癖癥瘕。汁洗去唇面疮，解射工②、马汗毒。

易老云：主治目盲、白翳，利大小便，去寒热，杀诸虫。止消渴，破癥瘕。服之发不白。

马蔺花 一名马薤，一名荔挺，即马莲草也。

主皮肤寒热，胃中热气，专治疝气。

味甘、辛，气平，温，无毒。

马蔺子根

疗血崩，散风寒湿痹，除胃热喉痹，治皮肤寒热，胃中热气，风寒不仁，坚筋骨，令人嗜食。

《象》云：治女人血气烦闷，产后血运，崩中带下，消一切疮肿、酒毒，止衄血吐血，通小肠。

易老云：止心烦，利小便，多服令人溏泄。

味甘，气平、温，微寒，无毒。叶似蒲根，可为刷。即北方马莲草也。生近水涧之旁。

马 兰

破宿血，养新血，合金疮，断血痢，蛊毒，解酒疸，止鼻衄吐血，及诸菌毒。俗呼为紫菊，以其花似也。其苗可作蔬食。味辛，平，气微温，无毒。

泽 兰

行伤损之血，消四肢之浮，排脓，攻痈肿，长肉生肌。

---

① 疣目：发于手背、手指、头皮等处皮肤，表面呈刺状的疣。
② 射工：传说的毒虫名。晋葛洪《抱朴子·登涉》："又有短狐，一名蜮，一名射工，一名射影，其实水虫也。"

陈藏器云：消扑损瘀血，止鼻衄、吐血，疗头风目痛，面黄，女人劳瘦。

洁古云：通九窍，利脉，养血气。

《汤液》云：治通身面目浮肿，妊妇沥血腰痛，产后腹痛，频产血气虚冷、成劳瘦羸。

《金柜》云：破宿血，消癥瘕，产前后百病，通小肠淋沥。

味苦、辛、甘，微温，无毒。

木 兰

治皮肤中大热，去面部酒齄赤皰①，疗恶风癫疾，阴下湿痒。

易老云：明耳目，及中风伤寒，痈疽水肿，去臭气。

味苦，气寒，无毒。其气香美。即造舟之木兰也。

辛 夷　臣。一名木笔，一名迎春花。即今朝天木莲花也。

《经》云：主五脏身体寒热，风头脑痛，面皯皰。作面脂，生光华。

《汤液》云：温中解肌，利九窍，通鼻塞涕出，治面肿引齿痛。眩运，其身兀兀然，如坐舟中者。

陈藏器②云：治憎寒骨嗽，瘙痒。能生须发，下气，通经，明目。

《要略》云：可作膏药。

味辛，气温，无毒。凡用去心及粗皮，拭去外毛，其毛射人肺，令咳。即朝天莲也。取其蕊未开者佳。又云：用花亦可，但功力劣于蕊尔。微炒入药。又云：其子用赤瓣肉似芭蕉，水

---

① 皰：同"疱"。
② 陈藏器：《证类本草》辛夷条作"日华子云"。

浸一宿取出，用浆水煮，从巳至未，取出烘干用。又云微炙。若治眼中患，即一时去皮，用向里实者。

芜 荑

逐冷，除心痛，及皮肤筋骨之风。杀疥虫，治癣，攻肠风瘘痔，杀三虫，化食，及恶疮疥癣，治腹癥痛，除肌肤节中风淫淫如虫行。叶圆而厚，如榆而差小。味苦、辛，平，无毒。

杜 若

下胸胁逆气，温中，治风入脑户，头肿痛，多涕泪，眩倒，除气臭，令人不忘。

味辛，气温，无毒。得辛夷、细辛良。恶柴胡、前①胡。

芦 荟

主热风烦闷，胸膈热气，明目镇心。治小儿惊痫，杀虫，疗痔病疮瘘，解巴豆毒，可单用。杀蛇虫，吹鼻去脑疳，除鼻痒，治惊热及癣。

禹锡云：极治癣，疗癫痫，惊悸，疮痔，杀疳虫。

味苦，气寒，无毒。以其味苦，故名象胆。波斯国木脂也。

藜 芦

可吐风痰。不入汤药。专主治疥杀虫。黄白者善，治疥癣。

《十书》云：主蛊毒，咳逆，泄痢，去死肉，通喉痹，去鼻中息肉。

味苦、辛，气寒，有毒。俗名山棕。反细辛、芍药、五参。恶大黄，凡用去芦头，微炒用。黄连为之使。

---

① 前：原作"全"，据《证类本草》杜若条改。

漏　芦　君。

主皮肤热，恶疮疽痔，湿痹，下乳汁，止遗溺。

东垣云：治身热毒风恶疮，皮肤瘙痒瘾疹。连翘为之使。治小儿壮热，通小肠，疗泄精，尿血，风赤眼，乳痈，发背，瘰疬肠风，排脓，补血。治跌损，续骨节，敷金疮，止血生肌。

木藜芦有毒，非漏芦也。其性味亦不同藜芦。苦、辛，有毒。漏芦味苦、咸，性大寒，无毒。

吴　蓝　君。

杀心头虫。

味苦，冷，无毒。汁作靛，可染青色。即青黛也。

青　黛　君。

解诸药毒，小儿诸热惊痫，天行头痛寒热。摩敷热毒诸疮。

易老云：甘，平。解小儿疳热消瘦，杀虫。

味咸，性大寒，无毒。云“甘平”者，误矣！

蓝　实

主解诸毒，杀蛊蚑。叶汁：杀百药毒，解狼毒之毒。补五脏，填骨髓，明目。

味苦，气寒，无毒。

地　榆

主下部积热之血痢，止下焦不禁之月经。

《经》云：治妇人乳产七伤带下，月水不止，产前后诸血，除恶血，止痛，肠风泄血。主脓①血，诸瘘恶疮。治金疮，止

---

①　脓：原作“浓”，据文义改。

血排脓。亦治上部见血。凡热痢则可服，虚寒冷泻不宜服。

《赋》曰：疗崩漏，止血、止痢。

味苦、甘、酸涩，气微寒，无毒。得发良。恶麦冬。洗去土用。

石韦

通淋于小肠，补五劳，安五脏，疗发背，治淋沥遗溺。

《证类》云：主劳热邪气，五癃闭不通，利小便，止烦下气，去恶风，益精气。

《药性》云：治五淋，疗囊①结热不通。

味苦、甘，气平，微寒，无毒。杏仁为之使，得菖蒲良。生山谷石上，不闻水声及人声者良。二月采叶，阴干。用时微炙，去黄毛，否则射人肺，令人嗽，不可疗。

石龙刍　一名龙须，即席上草也。与灯心草同种。

主心腹邪气，小便不利，淋闭，风湿，补虚出汗，除茎中痛。

味苦、甘，平、微寒，无毒。易老云"微温"，误也。前灯心草条下有此。

石龙芮

平胃气，通关节，除风寒湿痹，肾冷，疗失精茎冷。

《汤液》云：逐诸风湿。主心热躁，利关节，止烦满，平胃肾气，补阴气。久服轻身明目，令人不老，皮肤光泽，令人有子。

味苦，平，无毒。大戟为之使。畏蛇退、茱萸。

---

① 囊：《证类本草》石韦条作"胞囊"

草龙胆

退肝经邪热，除下焦湿肿，益肝虚，疗惊惕，扫疳，去膀胱冷气，止泻痢，破癥瘕。

《经》云：除胃中伏热，时气温热。主骨间寒热，止烦、泄痢，去肠中小虫，益肝胆气。止小儿惊痫，定五脏，明目益志。治健忘，续绝伤，杀蛊毒。

东垣云：去翳膜之湿，治两目赤肿睛胀，瘀肉高起，疼不可忍者，以柴胡为主，此药为佐。

味大苦，气大寒，无毒。去芦、去泥用。纯阴之剂，酒浸上行。贯众、小豆为之使。恶防葵、地黄。

新刊药性要略大全卷之七

伏牛花

疗久风湿痹，四肢拘挛，骨肉疼痛，头痛头眩，及五痔下血。

味苦、甘，平，无毒。花黄、叶青而细，类黄柏叶子而不光。茎赤有刺，花淡黄色成穗，似杏花而小。三月采，阴干。一名隔虎刺，俗呼为凤油刺，即伏牛之讹也。

紫葳花

治女人崩带，破癥瘕血闭，疗寒热羸瘦。养胎，治血中痛，主痿厥，益气。

味酸，气微寒，无毒。生藤蔓依大木，至顶方开花。花黄赤色。叶味苦，无毒。一名凌霄花，一名陵苕，一名菱华。

白槿花

白木槿：性平，无毒。止肠风泻血，治痢后热渴。作饮服之，令人得睡。炒入药，煎取汁。

花：凉，无毒。治肠风泻血，赤白痢。作汤代茶饮，治风。

夜合花

主安五脏，利心志，令人欢乐无忧。久服轻身明目，得所欲。

洁古云：杀虫，治肺痈。煎膏，消痈肿。

味甘，平，无毒。此木似梧桐，枝甚柔弱，叶似皂荚、槐等，极细而繁。其叶两两相向，至暮而合，故名合昏。五月发红白色花，花瓣如丝，茸茸然。至秋而实作荚子，极薄细尔。

采皮及叶用。一名合欢，一名合昏。俗呼为瞙梅也。

剪金花　一名王不留行，一名禁宫花。

主金疮，止血逐痛，除风痹内寒，止心烦，鼻衄，痈疽恶疮，乳瘘，产后下乳汁。引导之药，治游风、风疹、风毒，通血脉。

《珠囊》云：专治难产及经水不匀，及治金疮、止血，出竹木刺。

味苦、甘，气平，无毒。花红白色，子似菘子，如黍、粟。其叶尖如小匙头，亦有似槐叶者。花开黄紫色，因名剪金花。根、苗、花、子并用。

水红花子

治心痛痞积，主消渴，去热明目，益气。取根茎作汤洗，消脚气肿及除恶疮，去瘀气。浓煮汁渍之，绞汁服，止蛇毒入内、心闷。又捣汁敷蛇咬毒疮。主治与水蓼同。一名天蓼，一名笼古，一名荭草。

萱草花

佩之可以宜男，玩之可以忘忧。

味甘，气寒，无毒。怀孕妇佩之则生男，因名宜男草。一名忘忧草，一名鹿葱。

萱草根

治五淋而消乳痈，下水气，安五脏，利心志，令人欢乐无忧，轻身明目。治心痛，治酒疸遍身黄者。

味甘，气寒，无毒。五月采花，八月采根。

蜀　葵

味甘，气寒，无毒。久食钝人灵性。花：冷，无毒。治小儿风疹。

茎与根：治客热，利小便，散脓血恶汁。叶烧为末敷之。
子：冷，无毒。为末敷无头肿毒。

黄蜀葵花

治小便淋沥，催生。治恶疮脓水久不瘥者，作末敷之。

白葵花

疗痎疟①，去邪气。治妇人白带下，脐腹冷痛，面黄肌瘦，及治横生逆产。白带用白花，赤带用红葵花。

小花者名锦葵，一名茙葵，功力更强。

葵　子

治女人白带。治淋涩，通小肠，催生下胎。疗水肿，治一切疮疥并瘢疵。

味甘，气冷，平，无毒。凡用，炒研入药。

鸡冠花

止肠风泻血，赤白痢，女人崩中带下。

味辛，气凉，平，无毒。有红白二种，炒研入药。

青葙子　即野鸡冠花子。

治皮肤中热风瘙痒，杀三虫，治疮疥虱痔。治五脏邪气，治目疾。

《经》云：益脑髓，明目聪耳。镇肝，坚筋骨，去风寒湿痹。

味苦，气寒、平，无毒。又云：花紫白，实作角子，黑而

---

① 痎疟：疟疾的通称，亦指经年不愈的老疟。

扁小，似苋实而大。苗止金疮。

槐　花

凉大肠热。治皮肤风及肠风下血，赤白痢，痔漏。

味苦，气凉，无毒。去梗炒用。

槐　实　臣。

主五内邪热，止涎唾，补绝伤，五痔火疮。治女人乳瘕，子脏急痛，下胎催生。治男妇阴疮湿痒，产门痒痛，久服明目补脑，益气黑发，延年。又云：治大热难产。

味苦，性寒，无毒。景天为之使。十月巳日采。凡用以铜锤打破，入乌牛乳汁内浸一宿，蒸过用。

《珍》云：与桃仁治症同。

槐　胶

治一切风，化涎，治肝脏风，筋脉抽掣，急风口噤，四肢不收，顽痹毒风，周身如虫行。口眼歪邪①，腰脊强硬，或破伤风。作汤散丸，杂诸药用。或作汤吞药。

槐　枝

可洗疮及阴囊湿痒。治崩中，赤白带下。

味苦，气寒。春采嫩枝，烧存性为末，揩齿去虫。

槐　叶

味苦，平，无毒。煎汤浴儿，去疥癣疔肿。皮、茎同。

槐白皮

主中风皮肤不仁，酒煮服之。煎汤洗五痔，及男子阴疝卵

---

① 邪：通"斜"。

肿，女人产门痒痛，小儿惊痫壮热。茎叶同用。又治一切恶烂诸疮疥癣，煎膏止痛长肉，消痈肿。煮汁含之，治口齿疳风等疮。

味苦，无毒。槐根白皮同功，治喉痹寒热。

槐 菌

味苦、辛，平，无毒。治五痔心痛，女阴中疮。一名槐耳。又云坚硬者是。

柳 花

《经》云：主风水气，黄疸，恶疮，金疮，灸疮，止血止痛。

味苦，气寒，平，无毒。即水杨柳花也。其叶圆阔而赤，枝条短硬。柳叶狭而长，青绿，枝条长软。

杨枝皮

消痰热，淋沥。可为吐药。煎汤洗风肿痒。酒煮含，止齿痛。

杨 叶

主天行热病，传尸骨蒸，下水气。为末，治火疮；煎膏，贴痈肿、妒乳，续筋骨，长力止痛。

陈藏器云：叶及嫩枝杵汁服，治赤白久痢。

杨 实

溃痈逐脓血。其汁止渴。

杨木中虫屑：无毒。可为浴汤，去风瘙痒瘾疹。

侧柏叶

治血山崩漏之疾，止吐血、衄血、血痢，赤白带下及尿血。

《证类》云：治冷风历节疼痛，止尿血。与酒相宜。轻身益气，令人耐寒。其嫩叶亦治杖疮。

味苦涩，气寒。又曰微温、无毒。须用嫩叶良。四时各依方向采，阴干。凡服食，用酒浸一宿，晒干，炒用。

柏白皮：主火灼烂疮，长毛发。

卷 柏 君。

破癥瘕而血通。主五脏邪气，女子阴中寒热痛，癥瘕血闭，无子。止咳逆，治脱肛①，散淋结，头中风眩痿厥。

《汤液》云：强阴益精，疗腹痛。久服好容体，和颜色。

味辛、甘，性温、平，微寒，无毒。五、七月采，阴干用。凡生用破血，炙用止血。

大小蓟

止诸血胎漏，血崩，吐衄。保精，治痈肿。

味甘、苦，气温、平，无毒。又云凉。可单用。五月采，阴干。

小蓟根：味甘，温。又云：凉，无毒。又云：辛，平。可单用，止崩中血下。

《汤液》云：破宿血，止新血暴下及血痢，金疮出血、呕血等症，并取根杵汁温服。

大小蓟叶相似，功力有异，并无毒。大蓟生山谷，根疗痈肿；小蓟生于平泽，或麦地中。二蓟俱能破血，小蓟不能消肿。

刘寄奴

散血，疗汤火金疮之毒止。治产后余疾，下血止痛，极效。

---

① 肛：原脱，据《证类本草》卷柏条补。

疗金疮为要药。又云破血。

味苦，气温，无毒。刘裕小名寄奴，未及帝时，以此草治金疮得效，因名焉。多食令①人痢。极治脱肛。

茅　根

止血与吐衄。花亦止吐衄。

《经》云：主劳伤虚羸，补中益血，除瘀血血闭寒热，利小便，下五淋，除客热，止渴，坚筋及女人崩中。

味甘，性寒，无毒。杵碎入药。

茅　针

味甘，平，性凉，无毒。即茅笋也。通小肠，主恶疮肿未溃者。煮服之，一针溃一孔，二针溃二孔。生接敷金疮止血。煮服止衄血及暴下血。

白　茅　臣。即茅花也。

能破血而止消渴，止衄血、吐血，贴灸疮。

味甘、咸，可啖，甚益小儿。其花至夏茸茸然。其根至洁白甘美，亦可啖。治溺血、吐血、衄。治金疮止血。

陈藏器云：治痈肿者，取茅锥一茎，正尔全者，煎数沸服之立溃。若用两茎，即穿两孔。或折断一枝为二，亦穿二孔。最治刀箭伤。

仙　茅

主心腹冷气，不能食。腰脚风冷挛痹，五劳七伤，虚弱失溺，无子，益阳道，强筋力，益肌肤，消食明目。久服轻身通神。

---

① 令：原作"今"，据文义改。

《珠囊》云：益肾扶元气，补虚弱。

味辛、苦，性温，有毒。忌铁及牛肉、牛乳。凡用以米泔水浸去赤汁，出毒，方可用此药。叶青如茅而软，稍阔，面有纵理，又似棕榈。至冬尽枯，春初乃生。三月有花如栀子，黄，不结实。根独茎而直，傍有细根附生。肉黄白、皮褐色。又衡山出者，花碧，结黑子。

常　山

吐涎，理痰结，治温疟。

味苦、辛，气寒，有毒。畏蜀漆，忌菘菜、鸡肉、葱。形如鸡骨者良。阴干用。

葶　苈

除遍身浮肿，逐膀胱留热，定肺气之喘促，疗积滞之水饮。

《赋》曰：泻肺喘，通水气，破癥瘕积聚，身暴中风热痱痒。久服令人虚。

《汤液》云：利水道，下膀胱水及皮间邪水上出，面目浮肿者，利小便。

味辛、苦，性寒，无毒。沉也，阴也。榆皮为之使。恶僵蚕、石龙芮。立夏后采实，阴干，炒用，得酒良。

七潭云：葶苈，药有甜、苦二味：苦则下泄，甜则少缓。量病虚实用之。《本草》不分其治而注为一条，不可不审也。

荆　沥　以黄荆取沥也。

主心虚惊悸，闷乱烦热，头风眩运，心恶欲吐，卒暴失音，小儿心热，惊痫羸瘦。止消渴，令人少睡。

味甘，性冷，无毒。烧法：取大牡荆条，截作尺余，平架于火上烧之。两头以磁盆张取沥汁。

竹 沥

治中风不语及失音，止胸中大热，烦闷风痹。

伊训云：治伤寒劳复，安胎，治妊妇子烦，消痰除热，止消渴，及产后身痉，角弓反张，口噤面青者，饮此一二升。

味甘，性大寒，无毒。烧法：以簟竹或苗竹，截作短段，约二尺许，两头以砖石架竹于火上烧之，每头以磁盆张沥。

竹 青　一名竹茹。

疗伤寒热症。治呕逆吐血，崩中溢筋，温气，治寒热，除实热，去内热。

《十书》云：治虚烦，除哕呕，吐血，衄血，崩中，及伤寒劳复发热。

味苦，平、性寒，无毒。取苦竹刮取皮用，余竹次之，炒枯入药。

苦 竹

治不眠，止消渴，解酒毒烦热。余与淡竹同功。

味苦，寒，无毒。

簟 竹

治咳逆上气，溢筋，除烦热，风痉，喉痹，呕吐。

淡竹并根

消痰，去热狂闷，中风失音不语，壮热头疼风，及孕妇头旋倒地。止惊悸、疮疫，小儿惊痫天吊①。茎、叶同用。

《赋》曰：除烦热，喉痹，凉心。

---

① 天吊：小儿蕴热，痰塞经络，头目仰视，名为天吊。

味甘，气寒，无毒。

淡竹叶

除新旧风邪之烦热，止喘促气胜之上冲。

《经》云：除胸中痰热咳逆，吐血热毒等症。治消渴，驱烦热，喉痹，凉心经。

《赋》曰：疗伤寒，解虚烦，功倍于诸药。

味辛、苦，平，性寒，无毒。可升可降，阳中阴也。篁竹、淡竹为上，苦竹次之。余不入药。

竺 黄

理天吊，止惊风，清心明目。尤制石药毒发热。

味甘，气寒，无毒。间有黄白。产天竺国，因名焉。

桑 黄

酒煎，治乳痈。金色者，治癖饮积聚，腹痛、金疮。其黄熟陈白者，止久泄，益气不饥。黑者治女人崩漏，带下赤白，月闭癥瘕，产后血凝，心腹痛，阴痛，阴阳寒热，无子，及月水不调。

味甘，气寒，有小毒。六月多雨时采，晒干用之。其软如耳，黑色者，止可作蔬，不入药。

又云：桑黄，甘、辛，无毒。治男子肠风泻血，疮癣，善治风破血。不宜多服，能发五脏风壅筋脉，痔漏。

杼白皮

补虚损，劳伤羸瘦。散腰肾冷，梦泄。煮汁服，治女人崩中血结，疟疾。煮酒服，去风虚耳鸣。

味甘，温，无毒。取东引根白皮用。

桦[1]木皮

味苦，气平，无毒。木似山桃。治诸黄疸，煮饮。亦入杨梅疮药用。

杉 材　即杉白皮。

微温，无毒。疗漆疮，治腹痛，去恶气。煮汁洗脚，去浮肿。

杉 菌

味苦，气微温。生大木上。主治心痹气痛及暴心痛。

棕 子

涩肠，止泻痢、肠风，崩中带下。养血。

味甘，气平，无毒。一云小毒。

棕 皮

止鼻衄、吐血，破癥瘕，治崩中带下，肠风，赤白痢。烧存性[2]入药。

《汤液》云：治金疮疥癣，生肌止血，烧存性用。

味甘、咸，气平，无毒。棕匙外茸毛：治金疮打损止血。

楮实子

补虚及阴痿不起，阴水肿，明目，充肌。

味甘，气寒，无毒。叶：捣汁洗疹风。

树皮中生汁，堪涂癣。

---

①　桦：原作"华"，据《证类本草》卷十四桦木皮改。

②　烧存性：中药炮制方法之一。是把药烧至外部焦黑，里面焦黄为度，使药物表面部分炭化，里层部分还能尝出原有的气味，即存性。

女贞实　即冬青子。

养精益肾，轻身，调和五脏，除百病。浸酒去风、补血。

味苦、甘，气平，无毒。处处有之。主治与金樱子同。

地肤子　君。

清小便、利膀胱，可洗皮肤之热，补中、益精气。

《汤液》云：散恶疮疝瘕，强阴，治膀胱热，主泄泻、赤白痢。

味苦，气寒，无毒。与阳起石同服，疗阴痿，补益气力，治阴卵溃疾。一名鸭舌草。出熟田中。苗软不堪。今云叶似荆芥，茎可扫帚，与经不合。

续随子

消癥荡滞，治蛇伤蛊毒，女人血结月闭癥瘕，利大小肠。

《十书》云：治疢癖瘀血，心腹疼痛，冷气胀满，除痰饮积聚，下滞物。其茎中白汁可去痣、黡黯。

味辛，气温，有毒。

没石子　即无实子。

止痢，生肌，治阴疮阴汗。可染须发为黑。治泻泄。

味苦，气温，无毒。出西番，有窍者良。

五倍子

疗肠风五痔，除齿蛪及疮脓。洗眼，去风热，生津液。治肠虚泻痢。

味苦、酸涩，气平，无毒。一名文蛤，一名百虫仓。

莨菪子　音浪荡。

《经》云：止撝挚风，肉痹拘挛，癫狂风痫，疗齿痛，出虫，令人健行，令人见鬼。除风变白，久服益志强力，通神轻身，走及奔马①。多食令人狂走。

《十书》云：安心定志，聪耳明目。性温不寒。取子入药，勿令子破，破即令人发狂。

味苦、辛，气温，有大毒。得甘草、升麻、犀角，可解其毒。今处处有之。凡用，以小便浸之，便尽，用水洗，日干。每日空心水下二指捻。此物功未见如所说，其毒极有甚焉者。煮二三日而芽方生，毒可知矣。用者其审之。一名草天仙子，一名狼毒，一名横唐，一名行唐。

谷精草 一名戴星。

明目，疗翳膜遮睛，治喉痹齿痛。

味辛，气温，无毒。生道傍及田中，茎叶俱细。

旱莲草

治血痢，针灸疮发，洪血不止，敷之立效。疗金疮止血。汁：涂须眉，生速而繁，排脓止血，通小肠，花细而白，其实若小莲房。苗似旋覆。摘其苗、实，皆有汁出，须曳而黑，故可作为乌须药。

味甘、酸，气平，无毒。一金陵草，一名鲤肠草，一名住血草。

败 酱 臣。

《珠囊》云：治腹痛及产后之疾痛，除疥痃疽痔马鞍热气。

《象》云：主暴热火疮，疥癣瘙痒，疽疝，除痈消肿，结热风痹。

---

① 走及奔马：形容走路飞快。

陈藏器云：破凝血，化脓为水，及产后诸病，催生落胞。

味辛、苦、咸，气平、微寒，无毒。入足少阴肾、手厥阴胞络。如腐之臭，因名之。陈久者良。一云即苦荠菜。

雷公云：凡使，以甘草叶拌蒸二时，去叶烘干收用。

酸浆草

除烦热，通淋止崩，催产难，治热燥烦满，定志益气。

《秘要》云：利水道，疗产。吞其实，立产。今处处有之。叶亦可食，开黄花。味酸。子作房，房中有子如梅李大，黄赤色。小儿食，尤有益。可除热。其根似菹芹色白，绝苦。一名三叶酸浆。

味平，气寒，无毒。处处有之。宜即螳螂草也。其画形亦相似。方取嫩草杵汁，搅汤，空心温服，治卒患热淋，遗沥，小便疼痛。

豨莶草　一名火枚草。

扫湿痹诸风，治肝肾风气，四肢麻痹，骨疼，腰膝无力。亦能行大肠气。叶入药佩之，驱疟。

味苦，气寒，有小毒。颇似鹤虱。叶似芥菜而狭长，纹粗，茎高，花黄白。诸本药性皆同，止一本言性热、无毒。

天名精　使。

主瘀血血瘕欲死，下血，止血痢，利小便，除小虫，去痹。

易老云：去胸中客热，止烦渴。

味辛，性寒，无毒。似豨莶。豨莶苦而臭，明精辛而香。

王孙草

主五脏邪气，寒湿痹，四肢酸疼，脚膝冷痛。

《金柜》云：止金疮，破血，止痛生肌。疗赤白痢，补虚益气，除脚肿，发阴阳。

味苦，气平，无毒。一名牡蒙。又云：紫参即王孙草也。

蒲公草

消热毒疔肿，散滞气有奇功。治妇人乳痈及诸疮，皆立效。

味苦、甘，平，无毒。春初生苗叶，如苦苣，有细毛刺。中心抽一茎，茎端开一花如菊，色黄如金钱。断其茎叶，皆有白汁。人亦以为野蔬啖之。专治女人乳痈，水煮汁，少佐以酒服之，及捣敷患处。一名构耨，一名苦板。

景天草

主虚劳烦热热疮，治大热火疮，诸般蛊毒，及治寒热风痹。

伊训云：治风疹恶痒，女人漏下。用花良。

《赋》云：治小儿丹毒，发热惊风，赤眼头痛。

味苦、酸，气平，无毒。又云小毒。一名慎火草，一名避火草。

花能明目，治女人崩漏，赤白带下。叶疗金疮，止血。

夏枯草

最治头疮，瘰疬瘿瘤，及跌打疮伤，散血生肌，破癥结，脚肿湿痹，轻身，止筋脉痛。

味苦、辛，气寒、平，无毒。土瓜为之使。有紫白二种，白者不入药，其紫花者良。就生采，捣敷患处。忌铁。夏至而枯，故名之。一名四牛斗草。

治肝虚目痛，用香附为君，佐以此物及苦茗良。

金星草

治赤紫丹毒，发背，诸疮肿，痈疽结核等症。浸油搽头，极生毛发。

味苦、甘，气寒，无毒。冬至后叶背有两行黄点，故名金星。与石韦相类。解硫黄毒，杀蛇毒。生石上者良。

《经》云：叶长二尺，因致惑焉。

金鸡脚 即金星草之别种也。

治痈肿热毒及妇人乳痈。

味甘香，气寒，无毒。生石上，一茎一叶三丫，形如鸡脚，故名。其气与辟汗草香相似。

鸡肠草

治发背疮疡，丹风初起，杵烂涂之。

味酸、甘，气平，无毒。处处有之。闽人以为菜。一名草蘩蒌。

剪　草

治疥疮之药。

《汤液》云：治恶疮、疥癣、痂瘘。

味苦，气平，凉。有小毒。婺州产者良。根名白药，治金疮。古方以此为末，和蜜，九蒸九晒成膏，治一切失血。其花似小蓟花而茎叶不同。

白　药

主治金疮，生肌。治喉中热塞，噎痹不通。消痰止嗽，消肿毒。

味辛，温，无毒。又云：苦，平，有毒。

三白草

主水肿脚气，利大小便，消痰破积聚，消疔肿。

味甘、辛，寒，有小毒。

茜草根

理风寒湿痹，黄疸，补中，止血，解蛊毒。

易老云：去诸死血、吐血、泻血、衄血，及月经不止。疗膀胱不足。

味苦，性微寒，无毒。即染绛茜草也。

紫草根

通九窍，退肿通淋，制痘疹之灾，止心腹邪气，治五疸及诸疮。

《十书》云：补中益气，利九窍，通水道，疗腹肿胀满痛。合膏，治小儿疮面皯。

芦柴根　使。

主消渴客热，止小便，治吐逆不下食，胸中热，伤寒者弥良。解大热，开胃，治噎，止呕哕。治时气烦闷，孕妇心热，并泻痢发渴。解河豚鱼毒、蟹毒。

专治噎膈、呕哕、吐逆。

味甘，性寒，无毒。当掘取土中逆水甘辛者。去节间须及赤黄皮，细锉，日干。用生者尤妙。其露出土、外浮水者，有毒勿用。

芦花茸：治霍乱。

浮　萍

驱热风瘾疹，止渴，通小便，消水气，治火疮。

《汤液》云：主暴热身痒，下水气，胜酒，长须发，止消渴。即荇类也。

《经》云：叶有径寸。此亦有三种。《袖珍》有方，治疬风疮。

味酸，气寒，无毒。有三种，采取晒干为末。亦能发汗。

白头翁 使。

敷男子阴疝偏肿，治小儿头秃膻腥，疗鼻衄，散赤毒痢疾。

《秘要》云：主寒热，癥瘕积聚瘿气，逐血止痛，疗金疮，止腹痛及百节痛，齿痛，治项下瘤疬。

仲景用之治温疟，金疮，衄血。得酒治一切风气，暖腰明目，消赘子①。

味苦、甘，气温，无毒。可升可降，阴中阳也。根有白茸如须，故名翁须根。又云有毒。豚实为之使。茎叶同用。又云即女萎根。

山慈菇

解诸疮毒，消痈疽肿毒，瘰疬。除奸䵟。

味淡，平，有小毒。叶如车前，根如慈菇，得醋良。即鬼灯檠。一名金灯花，一名鹿蹄草。

管 仲 使。一名贯众。

除毒热，杀虫，治金疮，破癥结，止鼻衄。治腹中邪热气。亦治马热。

洁古云：除头风，解诸毒，止血崩。杀寸白虫。

味苦，微寒，有毒。萑桂、赤小豆为之使。叶大于蕨。

射 干 一名乌扇。

疗咽闭而消痈毒，散胸中结热气，及老血在心脾间。明目，通经消肿。

味苦，气平，微温，有毒。采根阴干，去土用。黄花者是。

---

① 赘子：附生于体外的肉瘤。

鸢 尾

叶似射干而花紫碧，即石扁菊。本与射干同种类者，此物不抽高荞①，根似高良姜而肉白。夜干②花黄赤色。又云：夜干是成树者。又白花者不入药。

又云：射干高二三尺，花黄，子黑，根多须，皮黄黑色，肉黄赤色者是。采根，日干用。又云：用箑竹叶煮三个时辰，方可晒用。

石扁菊：能宣积滞，吐锁喉风痰，亦解砒毒。即紫花鸢尾。

鬼 箭　一名卫矛。

《经》云：通女经，破癥结瘕积，攻腹痛，及产后血咬脐腹疼痛。治卒暴心痛不能忍者。破阴中陈血，下胎，下乳汁。又治女人血山崩漏，赤白带下。疗妇人血气，大效。杀邪鬼毒，消皮肤风肿，腹满汗出，蛊疰中恶，去寸白虫，杀腹脏虫。

味甘涩，气寒，有小毒。其干有三羽，状如箭翎，叶似山茶。八月后采条阴干。凡用拭去赤毛，削取皮羽。每一两用酥一分为度炙之。其木又名狗骨。切勿误用石茆根，头似鬼箭，而叶不同。

七潭云：此药甚微。既云破血行胎，又云止血、疗崩漏带下，去风解毒，杀邪驱痛，安有如是之功？此条难以尽信明矣！姑存之以俟知者。

鬼 臼　使。

杀蛊毒精鬼邪恶，解百毒，疗咳嗽风邪，烦惑失魂、妄见，

---

① 荞：蓧草，在此指中心长出长茎。
② 夜干：即射干之异名，见《本草经集注》。

去目翳。

味辛，性温，有毒。不入汤药。

金线重楼

主惊痫，摇头弄舌，胎风搐搦，破结热痈毒，吐瘰疬，疗阴蚀，下三虫，解蛇毒。

味甘，微寒，有毒。苗似王孙，根似鬼臼。五月采，日干用。得醋良。一名草河车，一名蚤休，一名七叶一枝花。

甘　蕉　君。

根大寒，味甘，无毒。主痈肿结热。捣敷痈肿良。

子：甘美可食。与芭蕉同类而异种耳。

芭　蕉

多生江南。叶长丈许，阔二尺余。茎软，根可生用，不入群方。根性相类，用生根治天行热症，发强①烦闷。治消渴痈毒，并服金石发热闷乱口干，并绞汁服，及梳头长发，消肿，游风风疹头痛，并研罯②敷之。

芭蕉油

性冷，无毒。治头风热，并女人发落。止烦渴及汤火疮。治暗风痫疾。

取油法：用竹筒削尖，刺入皮中，如取漆法。

此物有数种，花极大，类象牙色者，实大甘美可食，名曰牙蕉，即甘蕉也。其卷心中抽干作花，生大萼，如倒垂菡萏，十数层瓣，渐大则花开。瓣中繁盛、红如火者，为之红蕉；白

① 强：疑作“狂”。
② 罯（ǎn 俺）：覆盖。

如蜡色，为之水蕉。

苎　根　使。

消痈肿，治心膈热，安胎及产前后烦闷，女人下血等症。

《经史证类》云：治天行热病，大渴狂躁，及服金石药人心热，罯毒箭、蛇虫咬，发热，丹毒肿。

汁：主消渴，止产后血运腹痛，及蚕咬人等症。

味甘，平滑，气微寒，无毒。

屋　游　即屋上青苔。

逐皮肤之水肿，断齿龈之血踪，及治小儿痫热。

《十书》云：治皮肤浮热，往来寒热，利小肠、膀胱，及时气烦闷，止渴。

味苦，气寒，无毒。入汤用。煮服之。

垣　衣　一名土马鬃。

味酸，气寒，无毒。主治骨蒸烦热，毒痈衄血，及黄疸，心烦热病。

此系背阴古墙垣上苔，生在墙为之垣衣，在屋为之屋游，在井为之井苔。一皆苔类也。

胡桐泪

治风牙，杀蛀牙虫，吐膨胀腹满，去大毒热。

味苦、咸，性寒，无毒。其形黄色，得水便化，如硝石也。去大毒热，心腹烦满。水和服之，取吐良。

又治牛马急黄黑汗。

海金沙

攻伤寒热病，利小便。

俗呼其草为竹园荽。处处有之。收全科，以好纸盛晒之，就日中以杖打之，枝叶中自然有砂落纸上，旋收之。专利小便赤血淋沥。得硼砂、栀子、牙硝最良。

又云：生作小株，才高一二尺。七月采。

新刊药性要略大全卷之八

金石贝壤部

灯 花
敷金疮，止血长肉。令疮黑。

味苦、辛，平，无毒。

搽乳头上，令儿吮之，止夜啼。

百草霜
治百病，止吐衄、崩漏，泻痢带下，及跌打诸疮。

味辛，性平，无毒。

伏龙肝
治产难，催生下胞，止血崩、血痢、吐血，消痈肿，安胎。水和涂脐，又治肠风带下，鼻衄。

东垣云：止嗽逆，泄精，尿血，及妇人恶露不止。治小儿夜啼，治心痛及中风心烦。

味辛、苦，微温，无毒。即灶心土也。

白石灰　一名石垩，一名煅石。
止金疮血，生肌长肉，治杨梅疮。主疽疡疥癞，热气恶疮，疠风疮，死肌堕眉。杀痔虫，去黑子、息肉。又治附骨疽。

味苦、辛，热，有毒。治金疮。得韭良。不堪服食。

易老云：作丸服，疗冷气，暖水脏，治妇人粉刺。治白癜、疬①及冷气痔瘘。解酒酸，令不坏。

梁上尘　一名乌龙尾。

消软疖，通喉闭，宣横生立产，主腹痛，噎塞，中恶，鼻中衄血，及自缢死者。

味苦、辛，气微寒，无毒。凡取须远去烟火，高堂佛殿上者，拂下筛过入药。去蛛丝虫屎用。

陈壁土

主下部疮，脱肛，冷热赤白泻痢，腹内痛，热毒绞结痛，解诸药毒，中肉毒、合口椒毒、菌毒，并能解之。

味甘，平。又云：微温，无毒。东边朝日者佳。极助胃气。

白善土

除泄痢，破癥结瘕积，涩精止漏。

易老云：主女人寒热癥瘕，月闭阴肿痛，漏下无子。涩肠，消积聚，止泻痢。不可久服，伤五脏，令人羸瘦。能治泄精。

味苦、甘、微辛，气温，平，无毒。今处处田中有之。采取无时。一名白垩。

无名异

止痛，生肌肉。治伤折金疮。

味甘，平，无毒。生大食国。磨，滴鸡血化为水者真。

食　盐

吐胸中痰，制蚯蚓毒，散血，引药入肾。杀鬼毒气，止心腹卒痛，坚肌骨，消食，滋五味，补皮肤，消肿，通大小便。

---

① 白癜疬：《证类本草》作"白癜，疬疡，瘢疵"。

治金疮，明目，止风泪。多食伤肺。

味咸，性寒。一云温，无毒。漏芦为之使。出解州者胜。

青　盐

治腹痛，且滋肾水。治眼散血。

味咸，气温，无毒。治疗与食盐同。

硼　砂

消痰止嗽，破癥结喉痹。

味苦、辛、咸，气温、平，无毒。又云凉。出南海，可作焊金银铜药。

硇　砂　使。

破积聚，破结血、烂肉、烂胎，止痛下气，疗咳嗽、宿冷。去恶肉，消癥瘕。主男妇羸瘦积滞，血气不调，饮食不消者。又治女人血气心痛，血崩带下。

味苦、咸、辛，气温，有大毒。能消五金八石。畏浆水，忌羊血。形如牙硝、光净者良。凡用飞澄去土石，入磁器中重汤煮熟入药。不宜生用。若生服之，能烂肠胃，化人心为血。

《十书》云：凡修，用黄丹、石灰作柜，煅赤使用，并无毒。

又法：将硇砂入罐，用苍耳叶捣泥固济其口，重汤煮一伏时，醋糊丸服之，并无毒。半饮酒下，能进饮食。西人用以淹肉炙，当盐食之无害。盖习惯故也。因名戎盐。可为焊药。一名硇砂，一名北庭砂，一名戎盐①。

七潭云：大抵此物极毒，非不得以，不宜轻易服食。

---

① 盐：原作"焉"，据文义改。

此药不独用，入群队用之，方有制伏。不然则易为害耳。

雄　黄　君。

治寒热鼠瘘恶疮，疽痔死肌，杀疥虫，除蜑疮，目痛，治鼻中息肉，及绝筋碎骨，百节中风，积聚癖气，中恶腹痛，杀精鬼邪恶，蜂蛇虺①毒。解藜芦毒，山岚毒。悦泽人面色。得铜可作金，赤色如鸡冠，光明烨烨者。为妙人佩之，鬼神不能近。出入山林，虎狼遁伏。解涉川毒物，不敢伤。孕妇佩之，转女为男。

味苦、甘，平，气微寒，有毒。炼之久服则身轻，可入仙家。

雌　黄　君。

治恶疮头秃痂疥，鼻中息肉，杀蜂蛇毒。与雄黄同功。雌雄二黄，同一山所生。向阳处所生者为雄黄，山阴有金处、金精所薰则生雌黄。妇人但觉有孕，以雄黄一两，缝囊盛带之，可转女为男。若要生女，以雌黄半两，以素囊盛带之，可转男为女。

味辛、甘平，气平寒，有毒。不入汤药。

硫　黄　君。

暖胃冷而驱虫。坚筋及老人风秘，治下元虚冷，壮阳道。治女人阴蚀疥癣，虫蜑疽痔，治目，收风弦，治妇人血结，除头秃，心腹积聚，冷气在胁，咳逆上气，脚冷痛弱无力。

《十书》云：治鼻衄，恶疮，下部蜑疮。止血，杀疥虫。

《本草》云：硫黄亦号将军，功能破邪归正，反滞还清，阳

---

① 虺（huǐ 悔）：一种毒蛇。

精挺出。消阴，化魄生魂。

味甘、酸，气温，大热，有毒。出广州。凡入药，以铜锅熔化，倾入水内，出火毒方用。

黄　丹　君。

主反胃吐逆，除疟，通神明，止惊悸癫痫狂走，疗金疮溢血，生肌止痛。

《本经》云：涩可去脱而固气。

成无己云：收敛神气以镇惊也。除热下气，止小便利，止吐血，除毒热筋挛，镇心安神。又疗汤火疮。

《汤液》云：治呕逆、消渴。煎膏止痛生肌。

味辛，微寒，无毒。凡入药，炒令紫色，研细用。若有砂者，先以清水飞过，然后炒之，可入丸散及煎膏，不入汤用。亦可作画色。一名铅丹，一名虢丹，一名铅华。

铁　粉

除结热，通大便，定心，疗惊悸，脱肛。

味咸、酸涩，气寒，无毒。即铁锈也。一名铁落，一名铁精。

黑　铅

安神镇心，治伤寒毒气，反胃呕哕，蛇蝎咬，炙熨之。又能乌须固牙。

味甘、咸，气大寒，无毒。出银矿处皆有之。亦有铅矿，色青黑者，与银矿同产，或异处亦有之。凡煎银制矿必用之物也。用硝、矾炒成红色者，为黄丹。用醋蒸成白色者，造韶粉也。

铅　霜

消痰，止惊悸，解酒毒，疗胸膈烦闷，中风止渴，性极冷。

造铅霜法：以铅杂水银十五分之一，合炼作片，置醋瓮中密封，经久成霜。一名铅白霜。治鼻衄，新水下一字。可治疮疡。

胡　粉　使。

杀三虫，破癥结，鳖瘕恶疮，痈肿瘘烂，下胎，止小便利、呕血。小儿疳气，治积聚。炒，止小儿疳痢。

味辛、甘，气寒，无毒。即妇人涂面以为容者。一名粉锡，一名光粉、韶粉、定粉、铅粉。皆先化铅作之，总一物也。

治久痢成疳，胡粉和水及鸡子白服之，以粪黑为度。为其杀虫而止痢也。

腻　粉

抑肺而敛肛门。此粉《证类本草》注于水银粉下，疑即轻粉①也。未知是否，存之以俟知者。

轻　粉

治诸般疮疥，杀虫，治小儿疳，通大肠，治鼻上酒齄，风疮燥痒。

《金柜》云：收棒疮及打跌诸般疮口，并治下疳疮。

味辛，气大寒，无毒。即水银升炼成粉者。畏磁石。忌一切血。一名汞②粉，一名峭粉，一名水银粉。

---

① 疑即轻粉：腻粉即轻粉之异名。

② 汞：原作"水"，形近之误，据文义改。

《本经》① 注腻粉于此条下，疑即此粉也。

水　银　君。

能催生，堕胎。下死胎。除疥虱疮瘘痂痒，杀皮肤中虫，治天行热病，安神镇心，利水道，去热毒。以敷男子阴，阴消无气。入耳能蚀脑至尽。入肉令百节挛缩，倒阴绝阳。不宜搽疮疥，恐入肉也。凡合疮药，务要乳极□□见其星，方可用之。杀五金毒，可作锡焊②及磨镜药。

味辛、甘，性大寒，有毒。一名汞，即朱砂精液也。能消化金银，使成泥；铅见即化为水；入汞而黑，不能分其体矣。畏磁石。水银之壳为天硫青，黑翠色，假火而成，亦能辟邪气。此皆丹炉中所需之正要药物也。

辰砂、石床、金屑、玉屑

四味皆能驱邪而辟鬼祟，可定魄而制癫狂，止渴除烦，安镇灵台，明眼目，补精益气。依经炼服，寿延长。极能通神除秽。

辰　砂　君。

治身体五脏百病，养精神，安魂魄，益气明目，通血脉，止烦满、消渴，益精神，悦泽人面。除中恶腹痛毒气，疥瘘诸疮。久服轻身，通神明，近神仙不老。极能镇心。

味甘，平，性平微凉，无毒。产辰州者最胜，故名辰砂。恶磁石、碱水。生深山石崖间，穴地数十尺，始见其苗，乃白石尔，为之朱砂床。砂生石床。亦有淘土石中得之，不生于石

---

① 《本经》：原作"内经"，但《内经》中无此内容，形近之误。
② 锡焊：锡焊是利用低熔点的金属焊料加热熔化后，渗入并充填金属件连接处间隙的焊接方法。因焊料常为锡基合金，故名。

床者。新坑砂，其色红嫩力浅；旧坑砂，其色红紫力强。又有大而光莹，有廉棱者，为之墙壁朱砂，尤为珍贵。入药不必拣择，若用细砂入药，需用磁石引去铁屑，次以水淘去细白沙石，方可用之。一名丹砂，一名朱砂。

《赋》曰：朱砂镇心而有灵，明目，通血脉。

灵 砂

味甘，性温，无毒。功与辰砂同。恶磁石，畏碱水，服之安神定魄，益气明目，通血脉，止烦益精神，杀精魅①。久服轻身、心灵。一名二气砂。乃天硫与汞同砂所炒养成者。色青翠，若饵猢狲、鹦鹉，能识人言。

石 床

即朱砂苗也。按《本草》自有本条。味甘，气温，无毒。谓钟乳水下滴，凝积生如笋状，渐长，久与上乳相接为柱，出钟乳堂，为之石床。与石花同功。酒渍服。

金 屑

味辛，气平，有毒。处处有之。惟梁、益、宁三州及诃国最多。出水中沙石间，淘得其屑，谓之生金。未炼服之，杀人。不禁敲打，打之即碎。必锻炼而后可成器。凡服食必依经，以药物法度制炼之，然后可以服饵。若无药制服之者，必坠肠而死。畏水银，又与水银同处出。

玉 屑

味甘，气平，无毒。产蓝田。功用在前四味之下。丹砂、

---

① 精魅：精魅，又名"鬼魅"，中医传统观点认为是致病因素之一，属鬼神之属。精魅邪气，即鬼神之属，亦称恶气、妖气、祸祟邪气、秽毒邪气等。

石床、金屑、玉屑，四物主治相同，故照旧经连书之。

银　屑　君。

镇心定惊，安五脏，长精神，明目，除邪气热狂。

味辛，气寒、平，有小毒。生银屑：当取现成银箔，加水银消之为泥，合硝石及盐研为粉，烧出水银，淘去盐石，为极细末入药用。若急用，摩锉取屑亦可。

银箔：定心志，去惊痫、小儿颠疾狂走之病。

生　银

出银坑矿中。状如硬石，纹理粗错。或矿石缝中如线，人曰"老翁须"。又有如砂、如泥、如代赭石、如石炭、如黑铅，其色有大青、大绿、大黄，有内青外黄，有内黄外青，白绿、翠黑、紫赤等色。其形或圆或方，或大块，或散碎，极不一也。

洁古云：治夜卧不安话语，惊痫，小儿丹毒赤肿，并水摩服。

金　箔

镇心而安魂魄，专治惊悸。上文所云"金屑，未见火之生金也"。此云"金箔即金屑所炼打薄而成片者也"。气味、主治，皆与金屑同。

赤铜屑

味苦、酸涩，气平，无毒。又云微毒①。明目，治风眼。接骨焊齿。疗女人血气及心痛。

伊训云：治霍乱转筋，驱贼风。

陈藏器云：主折伤，能焊人骨及六畜骨有损者。取此细研，

---

① 毒：原脱，据《证类本草》赤铜屑条补。

酒中温服，直入骨损处。六畜死后取骨视之，犹有焊痕。热铜不堪用，生赤铜为佳。

《朝野集》云：昔定州人崔务坠马折足，医者取赤铜末和酒与服之，遂痊愈。及亡后十余年改葬，视其胫骨折处，有铜焊之。此铜出武昌，打之不裂者佳。能攻腋臭，烧赤铜五斤，酒二斗，淬百遍服之，驱风甚验。

古文钱

味苦、酸涩，气平。治障翳，明目，疗风赤眼，盐卤浸用。又治横生逆产，心腹痛，哕①膈，五淋等症。

铜　青

敛金疮，洗眼暗风弦，治女人血气心痛，止血，入眼药、疮药，及煎膏用。

味酸涩，气寒，有小毒。不入汤服。铜青、铜绿，一物而二名也。生铜山中，乃铜之精华也。今人以醋沃铜上即生之。入眼药、膏药用，及能点锡为铜。

自然铜

破积排脓，治折伤，散血止痛，续筋骨，疗打跌，治产后血邪，安心止惊悸，消瘀血。并酒摩服。

味辛，气平，无毒。出铜处有之。其形大小方圆不定，黄色似铜，实石也。不从矿石气结炼，自然而生，故以为名。凡用火煅入药。出信州铅山县、银场铜坑中，似马屁勃，色紫重，味涩。

今宣州云门山一种，生于土中。一番大雨，洗出一番。其

---

① 哕：原作"月"，据文义改。

形极方正，色黑如漆，光莹照日。人以为自然铜，市者亦多是此。凡入药，切勿误用方金牙。若误饵之，吐杀人。

金牙石　君。

味甘、咸，气平。治一切风挛惊悸，痫疾。并烧、淬，去毒汁入药。又有铜牙石，亦相似而黑。方书少见用者。

金星石

性寒。主脾肺痈毒，肺损吐血、嗽血，下热涎，解众毒。银星石同功。

马衔铁

性平，无毒。主小儿痫，及难产时手持之，或煮汁服。古旧者可作医师针，即马勒口铁也。

秤　锤

味辛，性温，无毒。治横生逆产，止产后血瘕腹痛，喉闭热塞，儿枕痛。并烧红淬酒热服。

石　燕

治淋，催产难，止消渴。

味甘、咸，性凉，无毒。产零陵州。形似蚶而大小不一，又似燕，其实石也。有雌雄。难产时产妇两手各握一枚，产立下。

石　蟹

明目，治青盲，去横翳、目淫、肤翳、疔翳、漆疮，消痈肿，止渴，催生下胎，治血运，除淋沥，解一切药石并蛊毒。治天行热病。

味咸，性寒，无毒。凡用须去泥沙石，细研水飞过入药。

珲 璖①

是玉石之类，形似蚌蛤，有纹理。大寒，无毒。生用安神镇宅，解诸药毒及虫野毒②。入眼药。此七宝中之一宝也。

珍 珠 君。

安心志，摩翳障，主润燥皮肤，悦颜色。绵包塞耳治聋。

味淡，气寒，无毒。出廉州。凡用无孔者良。须淡肉汁煮过，水洗净入药。

玛 瑙

治目中障翳，熨目赤烂，辟恶气。

味辛，气寒，无毒。红黄色似马脑，亦美石之类，宝者也。以之硎木，不热者真。硎木热者非真也。出西国。又日本国玉石间可作器皿，有红玛瑙、缠丝玛瑙。

青琅玕③

味辛，平，无毒。形似珊瑚，有五色，惟青者入药。主身痒浸淫，及皮肤火疮痛伤，白秃，死肌。炼服起阴气，可化为丹。杀锡毒。得汞良。畏鸡骨。昆仑山树也。

珊 瑚

镇心止惊，去障翳，除目昏，消宿血，治衄，主消渴。

伊训云：明目，治风痫，安心定志，除惊悸。与金屑功效相似。

---

① 珲璖（qú 渠）：软体动物，比蛤蜊大，生活在热带海中，壳可以做装饰品。
② 野毒：《证类本草》珲璖条下作"螯"。
③ 琅玕：亦作"瑯玕"，似珠玉的美石。

《金柜》云：治七八岁小儿眼内麸翳，血气未坚，不可妄施别药，只宜将此细研为粉，每日少少点之，立效。

味甘，气平，无毒。出波斯国。云生海底，作枝柯、明莹如红玉，中多有孔。亦有无孔者。枝多者及长大者至难得。刺之汁出如血。若以金投之为金浆，以玉投之为玉①髓，服之可以长生。

琥珀 君。

安精神，定魂魄，明目，去内障翳。止心痛，通五淋，散破瘀血癥结，安五脏，治百邪，及产后血疹痛，利小便，去翳。

味甘，气平，无毒。阳也。松脂所化。以手摩热，可拾芥②者为真。纹似马尾，或松心纹，赤黄相间者名花珀。内有物象者，此有神妙，名物象珀，佳。一种名瑿③珀，为诸珀之长，安神破血尤良。

空青 君。

治青盲，瞳仁复旧。除翳障诸疾，眼科之圣药也。

味甘、酸，气寒，无毒。畏菟丝子。生出铜处。铜精气重则生之。今信州时出，但腹中空。其有浆者极难得。其大者如鸡子，小者如梅如豆。治眼极妙，效难尽述。形如荔枝，其色青翠可爱。又云：欲要取其汁，得成个全壳埋地中一二夜，即有汁，取以点眼，比壳尤为速效。

---

① 玉：原作"王"，据《本草蒙筌》珊瑚条改。

② 拾芥：吸引芥草。

③ 瑿（yī 一）：黑色的琥珀，琥珀最贵者名曰瑿，红而微带黑，然昼见则黑，灯光下则红甚也。

曾　青

治目痛，止泪，风痹，利关节，通九窍，破癥坚积聚，养肝胆，除寒热，杀白虫，疗头风脑中寒，止烦渴，补不足，盛阴气。久服轻身不老。能化金铜。生蜀中山谷，采无时。治眼为最要之药，功效与空青同。其气味、出处、色理皆似①，但其形累累连珠，非比空青之一个也。又云：其形累，与黄连相似，色理亦小类空青，甚难得而贵。丹房用制汞成银，以金气之生也。去眼中翳障，明目之圣药也。

七潭云：曾青似黄连之形，外黄土色而松，内紫色而坚。两头或尖小，中大，或直如黄连者，皆有一孔通贯者真也。

石　胆

其汁极治青盲，功力与空青同。

味苦、辛，气腥，性大寒，有小毒。生大石中石子内，小大不等，壳如余粮石，汁如鸡子黄。其色略淡带黑。

旧注以石胆即空青，误也。盖石胆壳青黑黄不一，而空青之色苍翠。且石胆大而空青小，固非一类也。

胆　矾

除热毒诸痫，消痰气，疗诸风瘫痪，可吐风痰。

味酸、辛，气寒，有毒。信州有之，生于铜坑中。采取煎炼而成。俗呼为鸭嘴胆矾，其形色有如鸭嘴者，因名焉。其矾有真假，真者能匝②铁为铜。

《图经》亦以此为是石胆者，非也。

---

① 似：此字原脱，据文义补。
② 匝：《证类本草》矾石条作"使"。

《原医药性》云：明目去血丝，治金疮恶疮，石淋，及女阴蚀痒痛。又治寒热，崩中下血，及炼饵不老。

白　矾　使。

治泄痢疥癣，中风喉痛，化痰及女阴蚀。

味酸、咸涩，气寒，无毒。又云小毒。甘草为之使。恶牡蛎，畏麻黄。色白光明，出晋州者良。今庐州及山西矾山下皆有之。亦煎炼而成者也。凡入药有生用者，有煅熟用者。亦治喉痛，杀虫，疗疮恶疮，消痰止渴，除固热，治目痛，坚骨齿。生含咽津，治急喉痹。其煅过者名枯矾，极化风痰，治疥癣。

密陀僧

止久痢，吐痰，抵①痔，去痔点，镇心，治惊痫，补五脏，止嗽呕。

味咸、辛，气平，有毒。即锻银炉所炼也。可代黄丹煎膏。

钟乳粉

《珠囊》云：补肺气，疗肾虚，通百节，利九窍，下乳汁。

《汤液》云：治咳逆上气，明目益精，安五脏，益气，补虚损，疗脚弱痛冷，下焦伤竭，强阴，久服延年，令人有子。

洁古云：治咳嗽，益肺，补髓添精，强坚阳道。

味甘，性温，无毒。蛇床为之使。恶牡丹、玄石、牡蒙，畏紫石英、蘘草。少室山、太山、江陵东境山石洞中皆有之。产道州者最良。明白光润轻松，色如炼硝石者佳。

雷公云：轻薄如鹅翎管状，碎之如爪甲，中无雁齿，光明色白微红者为善。采无时。疑此即鹅管石也。

---

① 抵：《证类本草》密陀僧条作"五"。

玄明粉

开痰，明目，退上膈虚热，去胃中实热，荡肠中宿垢。

《汤液》云：治心热烦躁，五脏宿滞癥瘕，除虚热，消肿毒，大泻火邪。

七潭云：此药大寒。虽假火锻炼而成，其寒尤在，但比生硝少缓耳。旧《本草》注云中，有"治阴毒及阴症"一句，极为谬妄，非伏阳不可用此除阴毒。别无佐使之药，则杀人甚速。宜详之。

味辛、甘、酸、咸，能冷能温，大概寒多温少，无毒。沉也，阴也。盖朴硝炼成者。大抵用此以代盆硝也。盆硝者，即朴硝之异名也。

马牙硝

除五脏积热。点服。点眼药中用此，甚去赤肿障翳，涩泪暴痛。

味甘、咸，性大寒，无毒。焰硝也。

朴　硝

通大肠，破血，吐痰癖，排脓消肿，软坚除热，化痰开积聚，荡胃中饮食热结，去血闭，驱停痰，治肿消毒，消痞满。揉碎生用。

伊训曰：治百病，除寒热邪气，逐六腑积聚，血闭停痰痞满，推陈致新。炼之如白银，能寒能热，能滑能涩。色青白佳，黄者伤人，赤者杀人。

味苦、辛、咸，气寒，有小毒。畏麦句姜。生益州。初扫得，一煎便成者名朴硝，其力速于芒硝、硝石。又云此药无毒。

芒　硝

《珠囊》云：除热，软坚痰，利大小便，通月水，破五淋。

《汤液》云：主五脏积聚，久热胃闭，除邪气，去实热，破留血瘕癖，及腹中痰实。通经脉，消肿毒、瘰疬，解漆疮、恶血，疗天行热病，治黄疸。

味苦、辛、咸，大寒，无毒。此再取朴硝淋汁煎炼，倾入盆中，结芒刺，有廉棱者，名芒硝。其力缓于朴硝而速于硝石。一名盆硝。《原医赋》云：芒硝专治伤寒热症。

硝　石　君。

除五脏积热，止躁烦，蓄结饮食。推陈致新。

《经》云：利小便，堕胎，伤寒及妊娠可下者用此，兼以大黄引之，直入大肠，润燥软坚泻热，子母俱安。有水故无殒也。大抵大小便难。尿涩闭结，俱为水少故也。

《经》云：热淫于内，治以咸寒，佐之以苦。故用芒硝、大黄，相须为使也。

陈藏器云：止烦满、消渴，利小便及瘘蚀疮。

《汤液》云：硝石与焰硝，即一类也。总有四种，性味皆相类。治腹胀大小便不通，女人月闭，天行热病，消肿毒，排脓。凡用先安于盏内，搅热药汁，泡服。

味苦，气寒，小毒。同朴、芒二硝而性略缓。火为之使。恶苦参、苦菜、曾青。

滑　石　臣。

利六腑之涩结，解燥渴，补脾胃、降火之要药也。

《汤液》云：主身热泄澼，女人乳难，癃闭，利小便，荡肠胃积聚寒热，益气，通九窍、六腑津液，去结滞，止渴，通水道。为至燥之剂。

味甘，气寒，性沉重，无毒。入足太阳膀胱，石韦为之使。畏曾青。其色白如凝脂软滑者佳。每须用甘草和之。青黑色者有毒，未堪入药。

石　膏

坠头疼，解肌而消烦渴，制火邪，清肺气。仲景有白虎之名。除胃热，夺其食，软坚痰，止渴生津，发汗。

《汤液》云：主中风寒热，心下逆气，惊喘，口干舌焦，不能息。腹中坚痛，除邪鬼，产乳金疮，除时气头痛、身热、三焦大热、皮肤热，肠胃中隔气，解肌发汗。治消渴烦逆，腹胀，暴气喘息，咽热痛。易老云：大寒之剂。

《金柜》云：治胃经热，恶热、发热、燥热，日晡潮热，自汗，小便赤涩，大渴引饮，肌内壮热，苦头痛之药。白虎汤是也。善治阳明头痛。

味辛、甘，性大寒，无毒。入手太阴、少阴、足阳明。鸡子为之使。恶莽草、巴豆。畏饴糖及铁。细理白润者良。

方解石

苦、辛，气大寒，无毒。散胸中热结气，黄疸，通血脉，去蛊毒。与石膏同功。

五石脂　青、赤、黄、白、黑，五色石脂。

主治黄疸，泻痢脓血，阴蚀下血赤白，吐血痛毒，补髓涩精。五色各补五脏，收敛之剂也。

《经》云：涩可去脱。石脂为收敛之剂，胞衣不出，涩可以下之。赤入丙丁，白入庚也。

《珠囊》云：赤、白石脂，俱甘、酸，阳中之阴，故能固脱。

《心法》云：甘，温。筛末用。去脱涩以固阳胃。

《局方本草》云：青养肝，白养肺，赤养心，黄养脾，黑养肾。五色各入五脏补益。

味甘，气并温平，无毒。畏黄芩、芫花，恶大黄。

青石脂

养肝明目。治女人带下百病。

味酸，平，无毒。

赤石脂

养心明目，益精，止腹痛泄澼，下痢赤白。利小便及痈疽疮痔，女人崩中漏下。治男子精浊，止渴。

东垣云：下胎衣。无推荡之峻，固肠胃，有收敛之能。

味甘、酸，性温，无毒。降也，阳中之阴也。恶松脂①、大黄。

黄石脂

养脾调中，止泻痢脓血，白浊，黄疸。

气味五色，大略相同。

白石脂

养肺厚肠，治惊悸心烦，腹痛泻痢脓血，白虫②，黄疸。恶松脂，畏黄芩。

黑石脂

养肾强阴。治口疮，阴蚀疮。味甘，平。

① 脂：原作"枝"，音近之误，据《证类本草》赤石脂条改。
② 虫：当作"浊"。

五色石脂皆主黄疸、泻痢，肠澼脓血，阴蚀下血赤白，痈肿疽痔，恶疮头疡，疥疮瘙痒，皆可久服。补髓益气，肥健不饥、延年。

白石英

治肺痿、肺痈，吐脓咳嗽，及消渴、阴痿不足，咳逆，胸膈久寒，益气下气，除风，利小便，久服轻身益寿。

味甘、辛，气微温，无毒。大如指，长二三寸，六面削，白澈有光者佳。

紫石英

主心腹咳逆邪气，治上焦寒热结气，补心气不足，定惊悸，安魂魄，填下焦，久服轻身延年。

《衍义》云：治风热，瘨疭风，止消渴，除胃中久寒，散痈肿，悦泽颜容。久服温中。又治女人崩中及子宫虚冷，难成胎孕者。

味辛、甘，气温，无毒。入足厥阴肝。长石为之使。畏扁青、附子。不欲蛇甲、黄连、麦句姜。得茯苓、人参、芍药，共疗心中结气。得天雄、菖蒲，共疗霍乱。明澈如水精，紫色达顶，如樗蒲者良。

代赭石　使。

填肝健脾，安胎养血气，治赤白带下，产难下胎。除五脏血脉中热，血痹瘀血，及阴痿不起，并崩中淋沥，止吐血、衄血，肠风痔瘘，止泻痢、脱精、尿血、遗溺、多小便，及小儿惊痫。疗金疮长肉，驱贼风蛊毒，杀精鬼邪气。

味甘、苦，气寒，无毒。入手少阴、足厥阴。畏天雄、附子，赤红色如鸡冠，有泽者良。出齐国。今灵州鸣①沙县、代州皆有之。以其出代州、其色赤，故名代赭石。又云：染甲不渝。皮上青滑，中紫如鸡肝者良。今择大块，上有文头如浮沤丁②者，为之丁头代赭，佳。

雷公云：用火煅醋淬七遍，研，水飞用。能下胎，又能安胎，攻崩漏。

七潭云：此条功效甚详，难以尽信。

玄精石

疗痼冷，止头痛，除风冷邪气湿痹，益精，妇人痼冷漏下，心腹积聚冷气，解肌。

味咸，气温，无毒。出山西解州解县。今解州盐池积盐仓中亦有之。其色青白、龟背者良。近世补药及伤寒多用之。

青礞石

治痰结及小儿食积羸瘦，妇人食癥，攻刺心腹。得硇砂、巴豆、大黄、三棱等，可作丸服。凡用煅研为粉，极降痰火。

味平甘、微咸，无毒。合焰硝煅成金色，研用。

鹅管石

疗咳嗽痰喘，及远年近日哮喘痰嗽，功效与钟乳略同。

味甘，微咸，气平，无毒。如鹅翎管者良。

蛇黄石

性冷，无毒。主心腹痛，石淋，产难。小儿惊痫，镇心，

---

① 鸣：原作"鸿"，据《证类本草》代赭条改。
② 浮沤丁：病名。十三丁之一。见《备急千金要方》卷二十二，内有：十二日浮沤丁，其状疮体曲圆，少许不合，长而狭如薤叶大，内黄外黑，黑处刺不痛，内黄处刺之则痛。

水煮研服。

形如弹丸，外黄内黑。云是蛇腹中吐出，又云是蛇蛰时口中所含，至春启蛰时吐之而去者也。一名蛇含石。入药须烧三五次，醋淬飞研用。

阳起石　臣。

暖子宫而壮阳，更医阴痿。疗崩漏、补不足，破子脏中血及癥痕结气，寒热腹痛，及阴痿无子者。

味甘，平、微酸，气温，无毒。桑螵蛸为之使。恶泽泻、菌桂、雷丸、蛇蜕、石葵，畏菟丝，忌羊血。形如狼牙，云头①两脚，鹭鸶毛者佳。凡用研过，水飞用。器盛之，用纸密覆其上，晒日下，其石自起停纸上者真也。拂下听用。又云：即云母根也。

寒水石

除内外大热烦渴，及皮中热如火烧，烦满饮水，及时气热渴，止渴，消水肿腹痹，治火毒、丹毒。解巴豆毒。

味甘，气大寒，无毒。即盐之精。出汾州及邯郸，畏地榆，须烧过用。此石碎之，朴硝其末置水中，夏月成冰可析者良。即凝水石。一名陵水石。

井泉石

除大热攻眼肿痛，除障翳赤②膜，解心脏热，消肿毒。

葛可久云：治雀目青盲。得大黄、栀子，治眼睑肿；得决明、菊花，治小儿眼疳、生翳膜甚良。

---

① 云头：谓头部如云状。
② 赤：原作"痴"，音近之误。

味淡，性大寒，无毒。此石如土色，形状方圆不一，但重重相叠而生。处处有之，出饶阳郡者为胜。得菊、栀子良。凡用细研为粉，否则令人病淋。

花蕊石

治金疮，止血收口不作脓。治产妇恶血，血晕昏迷。色正黄，黄石中有淡白点，同花心样，因得花蕊之名。大火炼之入药用。蕊出陕州①阌乡②县，性全坚硬。加硫黄，方治金疮。不及煅合，刮取细末，敷之亦效。以硫黄合此如法炼成，专治产后血晕及恶血。

炉甘石

明目去翳障，止泪，止金疮血，长肉生肌。疗茎头妒精疮。又能制铜使软。眼科必用之药。

磁　石　君。

治风湿肢节痛，除大热烦满，通关节，消痈肿惊痫，补劳伤，益肾强阳道，兼治耳聋。

味辛、咸，气寒，无毒。生有铁处，能杀铁毒，吸铁。恶牡丹、黄石脂。即引针石，一名玄石。

一本云是臣。味甘，蓝③，平，有小毒。

磁石毛

味咸，性温，无毒。补绝伤，益阳道，令人有子。止小便

---

① 陕州：陕州即今三门峡市陕县，东据崤山关连中原腹地，西接潼关、秦川扼东西交通之要道，南承两湖，北对晋地锁南北通商之咽喉，是古来兵家的战略要地。

② 阌（wén 文）乡：地名，在中国河南省灵宝县。

③ 蓝：此处应作"涩"，形近之误。

白数，治腰脚大疮。

白瓷瓦屑

主女人带下白崩，止呕吐，破血止血。

味淡，平，无毒。水摩涂疮减瘢痕，治鼻衄久不止者。研为粉，用少许吹入鼻内即止。定州者良。

乌古瓦

性寒，无毒。水煮及渍汁饮，止消渴大热。屋上年深者良。

浮 石

性平，无毒。止渴，治淋。杀野兽毒。

信 石

主疟。能吐膈上风痰，杀疥癣虫。不宜多用。

味苦、酸、辛，有大毒。即砒霜也。信州出者佳，故名信石。畏绿豆、冷水、醋。凡入药用醋煮杀其毒，然后用之。不宜多服，烂人肠胃，能伤人命。若误中硇砂、砒霜二毒，急以冷水研绿豆汁饮之。又泥浆、铅末，及东行拒油①树根、鹤虱草汁、香油、大黄之类，皆可解砒毒。砒性极热。

七潭云：真芝麻油饮三四，亦可解之。

姜 石

味咸，性寒，无毒。治疗肿热毒等症。形似干姜。

礜 石

攻取痼冷之疾，能生非常之热。极助暖气，乃丹房烧炼修真之药物也。

---

① 拒油：疑为"橘柚"音近之误。

《原医药性》云：明目益肝，止消渴，破积。铅丹为之使。

味辛、甘，大热，有毒。严冬置水中令水不冰，性坚硬而拒火，烧一日夜方解散。此石惟鹤巢中有之。一名定风石。今市中皆非真者。

此石方士炼服之，严冬可浴寒潭而身不冷，但皮肤微红而已。此石生温、熟热，火炼百次方可服。若一刀圭未炼者，服之则杀及百兽。

砺　石

无毒。主破宿血癥结，下石淋。烧赤投酒中，饮之破血。取垽①敷蠼螋疮②。

不灰木

性大寒，主热痱疮，即痱子，俗云汗凑子。形如烂木，烧之不燃，石类也。和枣叶、石灰为粉，敷痱子。

禹余粮

疗崩中漏下赤白，又能破癥瘕血闭，治咳逆寒热烦闷。

仲景云：治伤寒下痢不止，心下痞硬，利在下焦者，赤石脂禹余粮汤主之。

洁古云：治下痢赤白，大热。

味甘，气寒平。又云热，无毒。牡丹为之使。凡用，煅炼醋淬七次，研细水飞过入药。出潞州，形如鹅鸭卵，有壳重叠，其中有黄细末如蒲黄，无沙者佳。其石中之黄，味甘平者可服，不甘平者不宜轻服。

---

① 垽（yìn 印）：沉淀物；渣滓。
② 蠼螋（qú sōu 渠搜）疮：传说人影受蠼螋虫溺射后身体所生的疮。

《本草撮要》云：余粮石大热，炼饵之，不饥轻身延年。

七潭云：今歙之东乡蓝田，地名接王亭，有石如之。外有壳如卵而厚半寸余，大小不等，但其中末不甚黄，微带青黑紫色。烧之略似硫黄气。

水 花

味平，无毒。和瓜蒌为丸①。若远行无水处，早朝预服一丸，永不渴。即水沫也。

温 泉

主诸风筋骨挛缩，及皮肤顽痹、疥癞等疾。

冢井中水

有毒。人中之立死。欲入冢井者，先以鸡毛投入试之。毛直下者无毒，回旋而舞，似不下者有毒。以热醋数斗投之，则能解矣。

夏 冰

味甘，性大寒，无毒。去烦，熨乳热肿。

霉 雨

洗疮灭瘢痕。入酱易熟，沾衣便坏。

冬 雪

性寒，无毒。食之解酒后诸热。

雹

治酱味不正，取二三升入酱瓮中，即如本味。

---

① 为丸：2 字原脱，据《证类本草》水花条下"和苦栝蒌为丸"补。

甑气水

主长毛发。以物于炊饭时盛取，沐头令发长密黑润。朝朝梳洗，渐觉有益。

炊汤洗面，令人无颜色。

屋漏水

洗犬咬疮。

生熟汤

炒盐投中饮之，可吐宿食毒物。

正月雨水

夫妻各饮一杯，还房，当获时有子。

新刊药性要略大全卷之九

人　部

天灵盖

最治传尸鬼疰，虚劳骨蒸发热，更却邪疟。

易老云：治肺痿乏力羸瘦，烧骨劳及盗汗。用年深陈久者佳。

味咸，气平，无毒。乃死人顶骨十字解者。阳人用阴，阴人用阳。须洗去泥土，童便煮过炙黄，为末入药。

天生柴

最治打伤，生肌长肉止血。即孩儿骨。

此药残忍伤神，苟有可易之药，仁者审之。

生人血

治羸瘦人皮肉干枯，身上肤片起。又治狂狗咬，寒热欲发者，并刺热血饮之。

人　胆

治鬼气尸疰伏连。又治金疮，极出箭镞入肉，神效。

割股肉

治痨瘵病。

头　垢

主淋闭不通，辟邪气疟疾。可吐痰疟。

血　余

止诸淋及转脬、秘溺，破瘀血，治痛疽，治黄疸，散血。

煎膏长肉生肌。

《汤液》云：止血，鼻衄，小儿惊痫，及大小便秘。疗咳嗽。

味苦，微温，无毒。凡用男子二十岁上下壮健者，以苦参水浸一宿，取入瓶内，煅之烟尽，研末用。

人齿牙

专治痘疮倒塌黑陷，依然可活。攻蛊毒，疗劳伤，乳痈肿痛。治疟。

味苦、咸，性平，无毒。烧存性，调敷。或入药，攻久疟。

人　蜕　即足、手指甲也。

杀三尸、九虫，退目翳膜。

于每年常以庚申日剪取手指甲，丑日去足甲。每年七月十六日，将所去手足甲炒黄为末，或烧存性为末，和水服之，则杀本身之三尸九虫，名曰"斩三尸"也。夫人身中皆有三尸、九虫，于庚申、甲子夜及除夕，皆能升天奏本人平生恶事，故古人有守岁之说，惟三魂入天，专奏本人善事以平之。

男子阴毛

《经史证类本草》云：主蛇咬伤，口含二十条，咽①其汁，则蛇毒不入腹。

妇人乳汁

有点眼之功。安五脏，悦皮肤，补血气，疗五劳七伤羸瘦。

---

① 咽：原脱，据《证类本草》男子阴毛条补。

昔张苍[1]常服，享寿百余岁。

《衍义》云：乳汁治眼之功，何以独多？盖人心生血，肝藏血，目属肝，肝受血则能视，妇人之血，下为月水，上为乳汁，以之治目，故其功多，不亦宜乎？

味甘美，气平，无毒。

经　余

治劳瘵骨蒸虚热，胎生房劳，羸瘦百病，及吐血、咯血等症。

味咸、辛，性温平，无毒。室女者尤佳。即揾经水布也。

交　余

极治痨瘵，诸虚百损。主房劳百疾，吐血、咯血、唾血、呕血、嗽血、痰中带血，虚热等症。

味咸、辛，性温，无毒。即男女交结时拭布也。一名精余。

紫河车

《要略》云：主血气羸瘦，妇人劳损。治面皯皮黑，腹内诸病，渐瘦悴者。加五味子为使良。

洁古云：治小儿丹毒，诸热狂言妄语、虚痞等症。

雷公云：此物极腥。先以水洗，以针挑破青络，批去其血。次以米醋煮之。醋将干，然后加之以水，煮极烂，去筋膜，研末入药。即胞衣也。

裩裆、袴裆

救阴阳易病。即裩、袴裆阴之处，取其经、精所遗之意也。

---

① 张苍（前256－前152）：西汉丞相，封北平侯，享年百余岁，是福寿两全的典型。

凡用剪取方圆六七寸，烧存性为末。男病用女裈裆，女病用男裤裆。沸汤调服，盐、酒亦可。大抵裤裆物，少女病用裈裆亦可。

人中黄

治天行大热，劳气骨蒸，及解诸毒热病，阳症发狂诸热，并烧存性，为末入药用。

人粪清

性冷，无毒。腊月截竹为筒，去青皮两头，留节，略开一小孔，入甘草于内。仍将筒孔紧塞，用石定澄浸厕中。待年深临用时，取筒内汁，治时气热病极妙。又治中风痰壅。其甘草取出晒干为末，亦治诸热。

人中白

止唾血、衄血，肺痿及劳热，泻肝火，降阴火，敷口紧唇，亦治热毒。

味苦、辛、咸，性寒，无毒。经风露多年者佳。即尿桶中沉底垢结成，如白牙硝、玉石者。煅过用。

七潭云：此物有大毒，不宜多服。

童　便

治打扑伤损寒热，虚劳头痛瘟热，及新产前后一切诸疾。

《日华子》云：止痨渴咳嗽，润心肺，疗血闷热狂，扑损瘀血运绝，及蛇犬咬，以热尿淋患处。

《时习》云：疗寒热头痛温气。

《衍义》云：产后取童便温服一杯，压下败血恶物，除诸病。又云：童便不宜久服，令人血反虚。其无热之人，尤不宜久服，以其性寒，故治劳热。以其破血，故不宜久服。方中亦用之，中病则止。

味咸，气寒，无毒。用童子小便清净者，剪去头尾勿用。又赤便并女子便皆勿用。

衣 带

治金疮未愈而交接，血出不止，取与交妇人衣带二寸，烧存性为末，水调服。

秋 石

味咸、辛，性凉，无毒。能解诸虚劳热，清心止烦渴，去热病。然亦不宜多服。极能破血，故恐其耗血也。乃小便煎炼而成者，唯童子便制者佳。

淋 石

性暖，无毒。治噎隔不进食，专治石淋。此石即前人患石淋尿中溺出者，收之水磨服，即得碎石随溺出，最效。

新刊药性要略大全卷之十

虫豸①禽兽部

桑螵蛸

疗男子阴痿，肾虚，益精生子。又治泄精、遗溺白浊，利小便，治五淋，及女人血闭腰疼。

味甘、咸，气平，无毒。得龙骨良。畏旋覆花。即桑枝上螳螂子也。惟桑上者入药。二、三月收，盐水浸蒸之。火炙用。否则令人泻。俗呼遗尿窠。

海螵蛸

止崩漏，赤白带下，除目翳，止泪，疗金疮止血。

味咸，气微温，无毒。恶白敛、白及、附子。即乌贼鱼骨也。

海 蛤

消水气，破瘿瘤，治浮肿、咳逆，定喘消烦。

味苦、咸，气寒，无毒。

蚬 子

治时气，开胃，下乳汁，去脚气湿气，糟煮食之良。多食发嗽并冷气，消肾，去暴热，明目，利小便，解酒毒、目黄。浸汁服，治消渴。又生浸汁，洗疔疮。

味甘、咸，性冷，无毒。其陈壳，治阴疮、止痢，及反胃

---

① 豸（zhì 治）：没有脚的虫，亦泛指虫类。

失精。

蚌 蛤

止消渴，除烦，解热毒，补女妇虚劳不足，并痔瘘血崩，压丹石药毒。以黄连末纳之取汁，搽赤眼。其烂壳粉，饮下治翻胃、痰饮。其蛤粉又治疳、止痢并呕逆。又醋调敷痈肿。

味甘、咸，性冷，无毒。

石决明

和肝气而明目去障翳，久服益精，去肝络黑翳。

味咸，气平、寒，无毒。七孔、九孔者良。十孔以上者不佳。凡使磨去粗皮，用盐、东流水煮，捣末用。

七潭云：尝见王友治眼科，只以火煅通红，取出为末入药。

牡 蛎　君。

涩精，收虚汗，能软积气之痞。《经》曰：咸能软坚。

《经史证类》云：除关节留热，荣卫虚热，往来不定，烦满，止渴，除老血，止大小便利，疗泄精，喉痹咳嗽，心胁下痞热。去瘰疬，一切疮肿。

东垣云：入少阴。咸能软坚之剂。以柴胡引之，去胁下之硬。以茶引之，能消结核。以大黄引之，能除股间肿。地黄为之使，益精收涩，止小便。本肾经之药，久服强骨节，延年。

《汤液》云：治女人崩中，止血及盗汗，除风热定痛。治鬼交精出，杀鬼邪。

《象》云：治伤寒、寒热、温疟，女子赤白带下，止汗，止心痛气结，涩大小肠，治心胁痞。

陈士良云：杵粉掺①身，治大人小儿盗汗。和麻黄根、蛇床子、干姜为粉，扑身，去阴汗。《衍义》同。

味咸，气寒，无毒。入足少阴肾经。贝母为之使。得甘草、牛膝、远志、蛇床良。恶麻黄、吴茱萸、辛夷，盐泥固济，入火炼通红取出，去泥研末入药。

成无己云：龙骨、牡蛎、铅丹，皆收敛神气以镇惊。凡用皆烧通红，为粉入药。

蛤　蚧

治劳嗽出血，下淋沥，通水道。

味咸，气平。有小毒。一雌一雄，常相随。形如大守宫。凡取须存其尾，去头足，洗去鳞鬣，酥炙用。又云：男用雌，女用雄。上言守宫，即蜥蜴也。形与蛤蚧相似，每自呼其名。

癞蛤蟆　臣。

破癥坚，积血痈肿，阴疮阴蚀，疽疠恶疮，及犬伤疮。解热毒，消肚胀。

味甘、咸、辛，性寒。有毒。一名老蛤蟆。

虾　蟆

属土与水。味甘，性寒，无毒。食之不患热病。或炙、或烧，或干、或灰，和药剂用之，可解劳热。非如今人煮以椒盐为羹也。此物本湿，湿多亦能化火也。

蟾　酥

止痛，去恶肉，治痈肿诸毒。

味苦、辛，有毒。即老蛤蟆眉间脂汁也。取出用轻粉收之，

---

① 掺：搓，涂抹。

日干用也。

蝼　蛄

治难产，出肉中刺，溃痈肿，下哽咽。解毒，除恶疮。

味咸，性寒。有小毒。自出者佳。自腰以前甚涩，能止大小便；腰以后甚利，能下大小便。若出拔刺及箭镞，用其脑。若治恶疮水肿，入药炒用。一名土狗。

蚯　蚓

治蛇瘕，去三虫、蛊毒，疗伤寒伏热、中风及中痈疾，疟疾。

味咸，性寒，无毒。用白头者良。一名土龙。

蜗　牛

主贼风㖞僻，筋急，惊痫，脱肛。生研服，止消渴。

味咸，性寒，有毒。入药炒用。

《证类本草》云：即负壳蜒蚰也。

田　螺

去目热，止反胃汁。能醒酒，洗瘀血恶疮。

味甘、苦，性寒，无毒。

鼠　妇

通月闭，破血瘕，治小便癃闭，治日久疟，痈瘴寒热，利水道。

仲景治久疟，鳖甲丸中用之，以其主寒热也。

味酸，气温，微寒，无毒。生人家地上，处处有之。

《衍义》云：鼠妇，湿生虫也。

斑猫虫

通淋下胎，宣瘰疬，宣疯犬咬毒。

味辛，气寒，有大毒。凡用炒研入药，一名螌蝥。

雷公云：凡用去足翘，以米同炒，至米黄色为度，去米不用，研末入药。若生用者，即令人吐泻无休。

䗪 虫

《经史证类》云：主心腹寒热，积血癥瘕，破坚，下血闭。

《珠囊》云：破坚癥，磨血利，疗伤寒。

仲景主治久瘕积结，有大黄䗪虫丸。

《衍义》云：乳汁不行，研一枚，水半合，滤清汁服。勿令服药人知。

味咸，气寒，有毒。处处有之。一名土鳖。

蜈 蚣

治心腹寒热结聚，下胎，去恶血，破癖邪魅、蛇毒。

味辛，温，有毒。入药炙用。用桑汁、白盐，治蜈蚣咬人。

全 蝎

治风瘫痪，半身不遂，口眼㖞斜，及小儿惊风。

味甘、辛，有毒，性平。形紧小者良。捕得火逼①干，死，收用之。去腹中土。有全用者，有用梢，力尤健。有去刺毒用者。

僵 蚕

治皮肤风动如虫行，主面部䵟生如黑点，令人好面色，灭

---

① 逼：通"煏"，火烘干。

诸疮瘢痕。

《珠囊》云：疗小儿惊痫夜啼，女人崩漏，赤白带下，产后余痛，及口噤、缠喉风。

味咸、辛，平，性微温，无毒。升也，阴中阳也。去丝嘴炒用。恶蟷蜋、桔梗、茯苓。

晚蚕蛾

固牙，补肾，疗血风痹，瘾疹。蚕砂亦用。

味咸、辛，气平，无毒。一云小毒。炒去翅足用。

原蚕蛾雄者有小毒，益精气，强阴，交接不倦。亦止精。味咸，性温。

缲丝汤

丹溪云：口干消渴者，可用此吐之。此物属火而有阴之用，能泻膀胱水中相火，以引清气，上朝于口。

天仙子　一名莨菪。

《日华子》云：极能下胎，破血通经，逐瘀血。治痓忤。

《局方》云：治小儿惊风瘛疭，腹胀寒热，大人癫狂，手足端寒，支满奔豚。

《图经》云：可治疔疮。和干姜敷恶疮，出箭镞。

《衍义》云：有大小二种。大者为莨菪，佳；小者气劣，可以灌牛。

味苦、咸、辛、酸，气臭，性寒，无毒。一云：小毒。即推粪黑壳虫也。凡用去翅足，火炙良。畏羊角、羊、石膏。

海　马　海虫也。

主治妇人难产，带之于身有神验。淮南术方中多用之。

性温，平，无毒。生西海，大小如守宫。其形似马而无足，黄褐色。

水　蛭　即马蝗蜞。

吮痈疽，通经破血，主逐恶血瘀血，月闭血瘕积聚，利水道，下胎。畏盐。苦走血，咸胜血。仲景抵当汤用虻虫、水蛭，取其咸苦以泻宿血也。虽可用之，亦不甚安。莫若四物加酒浸大黄各半，下之为妙。

味苦、咸，性寒，有大毒。生水中者名水蛭，生草中者名草蛭，生山中者名山蛭，生土中者名烂土蛭。皆能著人及牛马股胫间吮血。入药当用水蛭，小者良。此物极难死，加以火炙，经年得水，犹可活。若用之，须熟炒令焦黄黑色方可，不尔入腹中生子为害。在海中者名剑蛮，大毒，极能毒杀人。

蜚虻①虫

逐瘀血，破积血坚痞，癥瘕寒热，通利血脉及九窍。女子月水不通积聚，除贼血在胸腹五脏者，及喉痹结塞。

《金柜》云：主目中赤痛，眦伤泪出，破瘀血，血闭寒热。

味苦，平，微有毒。五月取腹中有血者良。去翅足炒用。可为丸散，不入汤。

衣鱼②

正口眼㖞斜，下胎，点翳。

味咸，气温，无毒。处处有之。惟衣中者良。

蜂　子

主风头，除虫毒。

---

① 虻：原作"盲"，音近之误，据文义改。
② 衣鱼：亦称"蠹鱼"，虫名。即蟫。蛀蚀书籍、衣服。体小，有银白色细鳞，尾分二歧，形稍如鱼，故名。

《日华子》云：补虚羸伤中，心腹痛。久服令人光泽，好颜色，不老轻身益气。

味甘，平，微寒，无毒。

大黄蜂子

主心腹胀满疼痛，干呕，轻身益气。

土　蜂

此蜂最大，螫人或有至死者。主治痈肿咽痛。

凡取用蜂子，并在蜂房中。取头足未成者佳。以盐炒暴干用。即大蜂，一名蜚零，一名蚃，俗呼为麻布蝼。

蜂　蜜　君。

《局方》云：主心腹邪热，诸惊痫痓，安五脏，补诸不足，益气补中，止痛解毒，除众病，和百药，养脾，除心烦，进饮食，止肠澼，肌中疼痛，口疮，明耳目，止诸疮痛，治痢。久服不饥不老。

味甘、微苦，性平，无毒。一云生凉、熟温。与葱相反。

《汤液》云：凡炼蜜，必须火化开，以纸覆经宿。纸上去蜡尽，再熬色变，不可过度，令熟入药。

蜂　蜡

治下痢脓血，补中益气，续绝伤，疗金疮，久服不饥延年耐老。敷毒疮。

味甘淡，气平，微温，无毒。恶芫花。

白　蜡　使。

即蜂蜡之白者。治妊妇胎漏，下血不止。治久泻后重，下白脓，补绝伤，利小儿。久服轻身不饥。

味甘，平，无毒。恶芫花、齐蛤。即蜜蜡也。

露蜂房

主惊痫瘛疭，寒热邪气，癫狂，鬼精，蛊毒，肠痔，牙痛，乳痈，痢疾。治蜂毒肿毒。

味咸，平，有小毒。火炙之良。恶干姜、丹参、黄芩、芍药。

蝉　蜕　使。

去风明目，除翳。治小儿壮热，天吊，惊痫瘛疭，夜啼心悸。

《药性论》云：专治小儿浑身壮热，惊痫，止渴，去诸风。

伊训云：其蜕壳头上有一角如冠状者，为之蝉花，最良。

味甘、咸，气寒，无毒。

蛇　蜕

《日华子》云：止呕逆，小儿惊悸客忤，催生，治疬疡、白癜风。

《心法》云：去翳膜，去风毒，止心腹疼痛。

味平，气微温，有毒。即蛇壳也。

或煎汁敷疮，或入膏煎。若入服药，须炒焦黄，研末服。

乌　蛇

治风痹不仁，去疮疡、风热诸风。

味甘、咸，气平，无毒。背有棱，黑色如漆，尾细尖长，眼不陷者佳。

酒浸，去头尾炙熟，去皮骨入药。连皮亦好。端午日捕得者良。

青 蛇

主治诸般肿毒。

味甘，有小毒。去头尾炙黄为末，酒调服。又有入膏煎之，亦佳。能去肿毒风邪。此物有二种。其腹大尾小者名青冬瓜，不入药。唯腹小渐小至尾者佳。即青竹蛇也。

白花蛇　即蕲蛇。

除瘫痪、风痒之癞疹，及湿痹拘挛、风疮，扫一切风毒疮疡。

味咸、甘，气温，有小毒。火炙干，去头尾，酒浸三日，炙干熟，去皮骨入药。出蕲州者良。头有角，口有齿，尾有甲，身有鳞者，真也。今青阳龙门坑亦有之，其形相似而小，但功力劣尔。

山 龟　一名夹蛇龟。

专治诸般大风疮毒。

味甘、咸，气温，无毒。煮汁可洗风疮及诸疮毒。

秦 龟

除湿痹风气，身重、四肢关节不能动者。

龟 板

坚筋骨，疗崩漏。大有补阴之功。

味甘、咸，气平，无毒。恶沙参，畏狗胆。灼卜过者名败龟，大者良。凡用以酥油或猪脂、酒皆可涂炙。

玳 瑁　一名瑇瑁。

寒，平，无毒。解岭南百药毒，刺血饮之，身似龟首，嘴如鹦鹉。

肉味甘、平，无毒。主风毒，气血，胸膈中风，风痰，镇心脾，利大小肠，逐邪热，通女经。

甲壳与肉同功，治心风邪，解烦热，破癥结，消痈毒，止惊痫。

鳖 甲

散癥瘕坚积，治劳疟，鼻中息肉，阴蚀痔漏恶肉，腰痛。

《衍义》云：治劳瘦，除骨蒸热，极效。

味咸，气平，无毒。恶矾石。生取甲，九肋者佳。醋浸，炙黄色用。

鲤 鱼

治咳逆上气，黄疸，止渴，止痢。生者治水肿，脚满，下气，治女人胎动，腹痛不安。

味甘，气寒，无毒。

胆苦，寒，无毒。单用点眼，去赤肿翳痛，青盲。久服益志气。

青鱼胆

苦，寒，无毒。连胆汁入白矾浸埋，阴干，治喉蛾痹结。

鲫 鱼

温胃。主胃弱不下食，调中下气，补虚。

味甘，气温，无毒。春勿食其头。又不可同猪肝、雉肉食，生疾。

河豚鱼

补中益气。

味甘，性温，有毒。畏甘蔗。芦根可解其毒。治之不中度、不熟则毒人。子最毒，若破其子食之，能杀人。其鱼腹腴，色白，俗称为西施乳，味尤珍美。

螃蟹

味咸，性寒，有毒。解结热，散血，疗漆疮，养筋益气。

鳗鲡鱼

治项颈及面上白驳浸淫，渐长，有似癣而无疮者，用鳗鲡脂敷之，先拭上，剥刮使燥痛，后以脂敷之，一度便愈。甚者不过三度。烧烟辟蚊，化为水。又治五痔疮瘘，杀诸虫，极杀传尸痨虫。

味甘，小毒。

穿山甲　一名鲮鲤甲。

味甘、咸，性微寒，有小毒。治五邪惊悸，妇人鬼疰，悲啼伤感，烧之存性，酒服。治蚁瘘，山岚瘴疟，痔漏恶疮，疥癣癫，烧甲为末敷之。亦去诸风。

刺猬　臣。

治胃逆翻胃，五痔阴蚀，下血赤白，五色血汁不止，阴肿痛引腰背。又治腹痛疝积，肠风下血，痔漏有头，多年不差者。亦治鼻衄。又云：食猬者肥下焦，理胃气。

味苦、甘，平，无毒。得酒良。畏桔梗、麦冬。能解一切药力。

蝙蝠

开黑暗青瞑目痒痛，止淋沥，利水道。治久嗽上气。

味平，咸，无毒。苋实、云实为之使。烧存性为末服，久服则忘忧。此物有千岁者，大可有一斤者，最佳，难得。今但色白者可服，色未白者不可服。一名伏翼，即神鼠也，一名飞鼠。

夜明砂

主五淋。治目昏流泪。亦治痔疟，治面痈肿，肢节皮肤时痛，腹中血气，破寒热积聚，止惊悸。又治耳聋。

味辛、咸，气寒，无毒。恶白敛、白薇。即蝙蝠粪也。

五灵脂

味甘，气温，无毒。生则行血，炒则止血。先以酒研，淘去沙石方可入药。即寒蚕粪也。

治崩漏，理血气之刺痛，通闭①经，治肠风冷气。

雀 卵

下气，强阴，令阴热，多精有子。

味甘、咸，气温、平，无毒。

白丁香

治女人带下，利小便，去目中白膜，溃痈肿。

味甘、咸，气温、平，无毒。直立者为母丁香，良。即瓦雀粪。

白鸡冠血

治中风不省人事。能行乳汁。

遇中风者，急令人咬碎活鸡冠，开牙关，将热血滴入喉内，良久即苏。

味甘、咸，气平，无毒。

---

① 闭：原作"同"，据文义改。

鸡

品类多，大概味咸、平，性温。补五脏虚损，治女人崩漏，赤白带下。温中止血、消渴，续绝伤，黄疾。

鸡　子

主除热，治火疮痫痓，敷打伤。

卵白：微寒，无毒。治目热赤痛，除心下伏热，止烦满，咳逆，小儿下泻，女人产难，胞衣不出。醋渍一宿，用治黄疸大热，除烦热。卵黄、白全者，益气和血。

鹜　音牧①。家鸭也。

主风虚寒热，补虚除热，和脏腑，利水道。

味甘，大寒，无毒。

白鸭肉

补虚，消毒热，利水道，及小儿惊痫，头生疮肿。和葱、豉作汁饮之，去卒暴烦热。

鸭头血

医风肿之盛。鸭子不可合鳖肉食。

猪　肝

治女人阴中苦痒又痛，或生细疮在内，用炙热，纳阴中，其虫俱停上，取出弃之。易数次，自愈。

《十书》云：性温。治冷泻，久滑赤白及乳妇赤白带下。

猪胆汁

味苦、咸，性寒。生解热渴。

---

① 音牧：鹜，今音务。

仲景用此与醋相合，纳谷道中。酸苦益阴，以润燥泻便。《心法》云：与人尿同体。补肝而和阴。

猪　肾

易老云：虽理肾水，不可久食，令人肾虚少子。味甘，性冷。和理肾气，通利膀胱。

猪　心

治惊痫。

猪　齿

性平。作灰，治小儿惊。

猪　血

辟邪气忧恚。

猪　肚

微温。补中益气，止渴痢，补虚劳瘦弱。

猪　油

忌与乌梅同食。

豚　卵

味甘，温，无毒。治惊痫癫疾寒热，贲豚邪气挛缩。阴干收之，勿令败。

猪悬蹄

小寒。治伤挞诸败疮，下乳汁，主五痔，伏热在肠，及肠痈内蚀。

野猪脂

令妇人多乳汁。

野猪黄

味辛、苦、甘平，无毒。治金疮，止血生肌。其黄在胆中。

狗 肉

味咸、酸，性温，无毒。安五脏，补绝伤，补血脉，厚肠胃，实下焦，填精髓。不宜炙食，恐成消渴。益气轻身。若去血则力少不益人。宜与蒜同食，补胃气，壮阳暖腰膝，补虚劳。其色纯黄、黑者为尚。

狗血：味咸，性温，无毒。治癫疾，安五脏。

胆：明目。治痂疡恶疮，眼痒赤涩。以胆汁注目中。

心：主恚气，除邪。

脑：主头风风痫，下部匶疮。

狗齿：主癫痫寒热生风，沸，伏日取。

狗头骨：主金疮，止血，治久痢劳痢。

狗四蹄脚：性平。煮汁饮之，下乳汁。

狗茎：治伤中阴痿，令人有子。除女人带下十二疾。

味甘、咸，气热。无毒①。

牛 黄 君。

安魂定魄，主惊痫②、惊热，除狂躁，治天行热症，治大人癫狂，小儿百病，诸痫热，口噤不开。下胎。久服令人不忘。疗中风失音。

味苦，凉、平，有小毒。人参为之使。得牡丹、菖蒲，利耳目。恶龙骨、龙胆、地黄、常山、牛膝、干漆。又云：畏

---

① 无毒：原缺，据《证类本草》狗茎条补。

② 主惊痫：原缺，据《证类本草》牛黄条补。

牛膝。

牛黄，今市中多是杀，出在肝胆中，圆黄成块者。此是嫩黄，功力劣薄。

《经》云：凡牛有黄者，皮毛光泽，眼如火色，时复鸣吼。又好照水、浴水。与群牛行，争先善触，有力好狂。人欲取其黄，将此牛系于夏日木桩上，晒之，令其热渴，以水一盆，放牛口边与饮甘。牛渴甚，欲饮而不得，久即吐出黄，焰影如日。令一人急以湿布蔽牛口鼻，一人急捉取黄。其牛见取其黄，即时自跌死。其黄有如鸡子黄大，重叠层层，可揭析。芬芳而轻松。生时色黄赤，干久外如乌金色。此真老黄也。多产晋地。

牛 胆

味苦，性大寒。除心腹热渴口燥，益目精。腊月取胆，入天南星末，连胆汁置当风处逾月，取合凉风丸。

牛 乳

补诸虚羸，止渴通肠。

陈藏器云：患热风人宜服。患冷人勿服。

《经史证类》云：润皮肤，养心肺，解热毒。

味甘，微寒，无毒。又云：生饮令人痢，熟饮令人口干。则热者似性微温。

牛 髓

补中填骨髓，久服增年，安五脏，平三焦，续绝伤，止泻痢、消渴。酒服之。

味甘，性温。无毒。煎服治瘦病。

牛 肉

味甘，平，无毒。止消渴、吐泻，安中益气，养脾胃。自死者有大毒。

牛屎：寒。主水肿。涂门，辟恶气。

牛肾：补肾益精。牛肝：明目。醋煮食，治瘦。牛心：主虚忘。牛齿：主治小儿牛痫。

黄牛角䚡① 臣。

治血崩，止便血，攻冷痢、泻血不止，赤白带下。烧服。

沙牛角䚡

治崩漏带下，下瘀血，血闭疼痛。味苦，无毒。烧服。

水牛角䚡

味苦，平、性冷，无毒。治时气寒热，头痛②。

七潭云：大概角䚡以其性涩为主。其曰止血，固其宜也。其曰消瘀血，则曰吾斯之未能信。

阿　胶 君。

益肺气，止咳嗽之脓血；补虚劳，安胎孕之崩漏。

《赋》曰：治痿弱而强筋骨，止痢血而疗咳嗽。

《汤液》云：阿胶主内崩，劳极似疟，腰腹痛，四肢酸痛，小腹痛，虚劳羸瘦，阴气不足，脚酸不能久立。养肝气，益肝肺，虚极损伤，咳嗽吐脓，非此不能补。

《秘要》云：治孕妇无故卒下血不止，痰中血、嗽血等症。

《活人书》中四物汤加阿胶，治妊娠下血。

味甘，平，气微温，无毒。入手太阴肺、足少阴肾、厥阴

① 䚡（sāi 塞）：角中骨。
② 头痛：原作"时气"，与前重复。据《证类本草》卷十七牛角䚡条改。

肝经。降也，阳也。薯蓣为之使。畏大黄。得火良。东阿井水煎牛皮或驴皮为之，切开有红绿五色者，真也。

牯牛尿

主水肿腹胀脚满，利水道小便。

味苦、辛，微温。又云寒，无毒。

犊子脐中屎

治九窍出血。

驴皮胶

治风，衄血、吐血、肠风血痢，和崩漏带下。

驴　肉

凉，无毒。解心烦，止风狂。

驴血内筋

专治诸般心脾疼痛。水煎食之。

驴脂：敷恶疮疥风肿。

驴头汁：洗头，去风屑。

牝驴尿：主燥水。

驳驴尿：主湿水，一服五合。燥水者，画体成字；湿水者不成字。

驴尿：主癥癖，翻胃吐逆，止牙齿痛，水毒。

乌驴屎：炒热，熨风肿瘘疮。

屎汁：治心腹卒痛，诸痓忤。

驴　乳

味甘，性冷。治消渴及小儿热惊、热黄、天吊等症。多服使利妙①。

马　肉

味辛、苦，性冷，小毒。除热下气，长筋强腰脊，健志，轻身不饥。

易老云：食马肉不饮酒，能杀人。孕妇忌食。

马乳：甘，冷，无毒。止渴治热。

马胫：微动气。

马乳腐：微寒。润五脏，利大小便，益十二经。

马眼：主惊痫腹满，疟疾。

马齿：主小儿惊痫。

马肺：主寒热茎痿。

马头骨：治喜眠，令人不睡。

马蹄：味甘，性热，无毒。白马蹄治女人白崩，赤马蹄治女人赤崩。

白马茎

强阴益志，主伤中脉绝阴不起。益气长肌肉，肥健，令人有子。专治男阴痿，坚长阳道。房中术多用之。

味甘、咸，无毒，气温。大补之剂。

马　通　即马屎也。

微温，有毒。主女人崩中，止渴，及吐血、下血、衄血。治金疮，止血，疗疔肿，中风疼痛。

马尿：味辛，微寒。主消渴，破癥坚积聚，男子伏梁积疝，女人瘕疾。入铜器盛饮之。

---

① 利妙：《证类本草》驴乳条作"痢"。

羊 肉

味甘，性大热，无毒。暖中。字乳余疾，头脑大风汗出，虚劳寒冷，补中益气，安心神，止惊悸。

羊 乳

味甘，性温，无毒。补虚寒，利大肠。含之治口疮，及小儿惊痫。五畜乳皆补，惟羊乳甚佳。

酥

味甘，性微寒，无毒。补五脏，利大肠。主治口疮，益心肺，止渴止嗽，润毛发，除肺痿、心热。止吐血。牛羊乳所为，色黄白，作饼。

酪

味甘、酸，性寒，无毒。止渴，发散，除胸中虚热热闷，心膈热痛。

醍 醐

味甘，性平，无毒。主风痹，通润骨髓。可为摩药。性冷，功胜于酥，生于酥中。止惊悸、心热头痛，明目。性滑，以物盛之皆透出，惟鸡子壳及葫瓢盛之不出。

羊 髓

味甘，性温，无毒。主男女伤中，阴气不足。利血脉，益经气，得酒良。

羊 肝

味甘，性温、平，无毒。明目、止泪、去翳。

青羊胆

主青盲，明目，去赤翳白膜，治淋。

羊蹄：补肺，治咳嗽。

羊肾：补肾，益精髓。

羊心：治忧恚膈气。

羊齿：主小儿惊风寒热，癎疾。

羊骨：性热。主治虚劳羸瘦。

羊屎：烧之，治小儿泻痢肠鸣，惊癎。

羖羊角

味苦、咸，性凉，无毒。主青盲，明目，杀疥虫，止寒泻、惊悸。治百节中结气，风头痛，蛊毒，吐血，产后余痛。烧之杀鬼魅。

羚羊角　臣。

清肺肝，明目，有平睛珠之功。疗伤寒时气寒热，热在肌肤骨间热者，及散产后瘀血，冲心烦闷，退肝经之热。

《经》云：治惊悸烦闷，卧不安，心恶①。益气起阴，去恶血。寒剂也。及治瘰疬。

味咸、苦，性寒，无毒。或烧存性，调酒；或锉入汤丸，或摩服。随病制宜。

此角有神。夜宿以角挂树而眠，身不着地。但取角弯中深锐有挂痕者是真。又云：置耳边有唧唧声者是真也。

犀　角

解心热，疗阳症伤寒，止吐血、衄血、唾血、咳血、嚯②血、下血，一切见血等症，乃大寒之剂，尤能明目，有平睛珠

---

① 心恶：《证类本草》羚羊角条作"心胸间恶气"。

② 嚯（huò 或）：义不明，疑作"咯"。

之功。

《汤液》云：治伤寒瘟疫头痛，安心神，定魂魄，止烦乱，明目镇惊。治中风失音，治小儿痘疹，风热惊痫，除邪气迷惑，治一切疮肿，破血。

味苦、酸、咸，无毒，性大寒。又云辛、甘。松①脂为之使。恶雷丸。纸包置怀中良久，取出则捣易碎。忌盐。若摩服，取角尖佳。又云：恶萑菌。此山犀也，有二角，以额上者为胜。又一种角，上有一白缕如线，直上至端，名通天犀角，有神妙。此水犀也。又有牯犀角，味甘，有小毒，亦可用。

牯犀角 君。

味甘，有小毒，性寒。辟鬼精魅，中恶毒气，镇心神，解大热，散风。治发背痈疽恶肿，化肿作水。疗时热闷狂言，止惊，安五脏，补劳退热，解山岚，镇肝明目，中风失音等症。

牸②犀角

纹理细腻，斑白分明。一名斑犀，一名纹犀。其角甚长，不堪入药。

象 牙

出肉中刺，利小便，止遗尿，出诸杂铁入肉者。

味甘，平淡，无毒。

龙 骨

《经》云：主泻痢脓血、尿血、鼻血、吐血。止泄精盗汗，夜卧惊，及女人漏下，阴蚀，带下，缩小便，杀鬼邪，定心志。

---

① 松：松字下原衍"松"，据文义删。
② 牸（zì字）：雌性牲畜。

东垣云：疗心腹烦闷，养精神，定魂魄，安五脏，健脾涩肠胃，固大肠之脱。治肠痈内疽，破癥瘕坚结，缩小便，止溺血。

《珠囊》云：止汗住湿，及血崩带下。

味甘，气平、微凉。又云：微温，无毒。得人参、牛黄良。畏干漆、蜀椒、理石、石膏。其色青白者良，五色俱有者佳，黑色者最下也。

龙 齿

安魂定魄，治大人小儿惊痫，癫狂结气。

《汤液》云：治骨间寒热，心下结气，不能喘息。杀蛊毒精物。

味甘，气平、微凉，无毒。得人参、牛黄良。畏石膏。

熊 胆

医痔、痢及天行热疳诸疳，亦治疳癣。

东垣云：治时气热疾，小儿惊痫，五疳，杀虫，治恶疮。

味苦，气寒，无毒。难分真伪。取一粟许，滴水中，水面尘开，一线不散者为真也。

吾友王先生云：治眼开尘止泪。今考诸书，不见其入眼科。

獭 肝 君。

开热胀，治传尸劳嗽，鬼疰蛊毒，却鱼骨鲠，止久嗽，治劳瘦病。

味辛、甘、咸，性平，有小毒。一云无毒。素有虚膨走气者，不宜服此物。只治热病，不治冷疾。不可一概用也。

又云：专治戳胁①伤寒。肉：疗温病。

虎　睛

去疟，治惊痫。凡用，先于羊血中浸一宿，烘干入药。

虎胫骨　臣。

理脚膝筋骨毒风，却寒湿风气拘挛。保胎惊，驱邪恶，杀犬咬毒。

味辛，气微温，无毒。雄者胜。酒煮或酥炙用。

虎胆：主小儿疳痢，惊悸，神魂不安，研水服。

虎骨：煮汁服，去骨节风毒。

虎肉：主恶心欲呕，益气力。

虎爪：辟恶邪魅。

虎睛：主邪疟惊悸。

虎膏：主狗咬疮毒。

豹　肉

味酸，气平，无毒。安五脏，补绝伤，益气。久服益人轻身。

麋　茸

壮阳助肾，补阴助阳，丰填骨髓。治痹，止血，益气力，益血脉。

《汤液》云：添精补髓，暖腰强膝，悦颜色。

味辛，气温，无毒。酥炙去毛用。

角：味甘，无毒。治功与茸略同而劣于茸也。

---

① 戳胁：义不明。

鹿　茸　君。

《珠囊》云：生精血，补腰脊崩漏。

《汤液》云：主崩漏下恶血，寒热惊痫，益气强志，生齿不老。

《机要》云：疗虚劳劳疟羸瘦，四体酸疼，腰脊疼痛。治小便多，泄精溺血。破腹中宿血，散石淋、痈肿，骨中热疽痒。补男子腰肾虚冷，脚膝无力，止精滑。女人崩漏，赤白带下。

味甘、酸。又云：苦、辛，性温，无毒。长四、五寸，茸端如玛瑙红者良。又要不破损、未出却血者佳。其力全在血中也。阴干，不可鼻嗅，有细虫，入鼻为害。用酥油涂炙入药。

鹿角霜

壮精髓，除腰痛，除小腹血急痛，逐邪气留血在阴中急痛，益气，主恶疮痈肿，及折伤恶血。

味咸，气温，无毒。杜仲为之使。六、七月收取，为霜入药。

鹿角胶

治血崩，补虚劳羸瘦，虚弱劳绝，益精髓，长肌肉，令人肥健，悦泽颜色。

味甘，平、气温，无毒。煮角汁熬成胶也。云麋角、鹿角，但煮浓汁，重煎即成胶也。

鹿肾茎

味甘，性平，无毒。安五脏，补肾壮阳，益精填髓。久服延年，及治精滑羸困，并吐血、溺血、痰血等症。

鹿肉：性温，无毒。补五脏，益气力。

鹿骨：味甘，气温，无毒。马勃为之使。安胎下气，杀鬼精物。不可近阴，令人阴痿。

鹿血：治黄瘦病。

诸畜之血

味甘、咸，气平。补人身血不足，或因患血枯，皮上白肤起，面无颜色，皆血不足也。并生饮之。又解诸药、菌毒，丹毒，止渴除烦热。

诸畜之筋：食之令人多力。

七潭云：凡麋鹿茸、角、茎、肾、髓、血，及犬、马茎肾之属，大有补益，世人不知。偏云其热而不肯轻服。至于椒、姜、桂、附，大热之物，犹有用者。殊不知人与物之有血气者，本一类，但性禀有二耳。至如金石草木，异类之物，尚能驱病，调养人身，况以同类相补，而反致疑，何其愚耶？

麂①

味甘，性平，无毒。主五痔。凡食加姜、醋良。又云：性凉，有小毒。能下胎，发疮疥。

麖②

味甘、咸，气平，无毒。主治与鹿略同，补五脏血脉。

獐

肉：味甘，补五脏。

骨：味甘，微温，无毒。疗虚损泄精。

髓：益气力，悦泽人面，好颜容。

---

① 麂（jǐ 几）：哺乳动物的一属，像鹿，腿细而有力，善于跳跃。通称"麂子"。

② 麖（jīng 京）：马鹿，体形高大，栗棕色，耳大而直立，四脚细长，性机警，善奔跑，尾毛色棕黑蓬松。雄麖有角，为名贵药材。

麝 香

通窍，辟恶气，杀鬼精物，止温疟，下胎。治产难攻风痓，客忤惊痫，蛊毒，散蛇毒，治蛇蚕咬伤。杀脏腑一切诸虫。

易老云：治心腹暴痛，胀急痞满，风毒瘴毒，杀邪气鬼毒。

《金柜》云：吐风痰，暖子宫，暖水脏。止冷，消毒，治肿，通九窍。

味辛，气温，无毒。春分取之，生者良。凡用以子日开，妙。小儿痘疹切忌闻此。孕妇亦忌之。麝香反蒜。

狐阴茎

味甘，温，有毒。治女人绝产阴痒，小儿阴颓卵疮。

五脏及肠：味苦，微寒，有毒。治蛊毒寒热，小儿惊痫。江南无狐，皆出北地。

狸 肉

味甘，气温，无毒。治风痓、尸痓、鬼痓，毒气在皮肤，淫濯如针刺者。心腹痛走无常，及恶疮。头骨尤良。

狸阴茎

治女人月水不通，男子阴颓。

乏笔头

烧灰。性微寒①。年久者，治小便不通，小便数难，淋沥。水服治阴肿，中恶，脱肛。治产难，得藕汁良。

灵猫茎

辛，温，无毒。治心腹卒痛，取其水道连囊，酒洒阴干。

---

① 寒：原脱，据《证类本草》笔头灰条补。

其香如麝，功力亦同。此非家猫，即狸类也。俗人谓之狐狸麝香。

猕 猴

味酸，平，无毒。治诸风劳。

兔头骨

味甘，平，气寒，无毒。主头眩痛，癫疾，催生下胎，治头昏晕疼痛。

兔 肉

味甘平，性平，无毒。补中益气。孕妇忌食。食之，生子缺唇。又忌合白鸡肉食。

兔 骨

治热中消渴，疮疥刺风，及治鬼产。

兔 肝

治目暗，和决明子良。

兔 脑

治冻疮，催产难。

又云：兔肉不可多食，损人阳气。凡妇人食兔肉，生子缺唇。

太医院经验捷效单方卷之十一

旧在各品药性下，今七潭子另集为一册，以便观览。

当 归

治头痛欲裂者：用当归二两，酒一升，煮取六合，再服用即止。

治心痛：当归为末，酒下方寸匕。

治小便出血：当归四两锉片，酒三升，煮取一升顿服。

治小儿脐风疮久不差：当归末敷之。

治小儿胎寒好啼，日夜不止，因而成痫者：用当归为末，一小豆大，以乳汁灌之，日夜三四服，差。

治妇人百病、诸虚不足：当归四两，地黄二两，为末，炼蜜丸梧桐子大，米饮下十五丸。

治倒产、子死腹中：捣归末，酒服方寸匕。

治产后恶血上冲，仓卒取效，无急于此。乃大补不足立效之药。血气昏乱者，服之即定。能使血气各有所归。产后备急之剂，故圣人立当归之名。

白芍药

补中焦之药，得炙甘草为佐，治腹中痛。夏月腹痛加黄芩。如恶寒腹痛，加肉桂一钱，白芍三钱，炙甘草一钱半。此仲景神方也。若冬月大寒腹痛，加桂二钱，水二盏，煎一半服。

地 黄

治崩漏之产后血上攻，心闷绝，及安胎、衄血、吐血、折伤瘀血，皆用生地黄杵汁饮之。

治衄血：生地黄、薄荷，等分为末，冷水下，及治膈上盛热。

治虫心头痛：杵生地黄汁，或同面作馎饦①，或合淘食，专出虫，有效。

治劳病骨蒸，日晚寒热，咳嗽唾血；生地黄汁二合，煮白粥，临熟入汁搅匀，空心食之。

治吐血：生苄汁一升二合，白胶香二两，以磁器盛之，入甑蒸，令胶消服之。

治打跌折骨：杵生苄，熨热包之，三日夜，数易，若血聚，以针决之。

肉苁蓉

治精败面黑，虚劳伤：用苁蓉四两，水煮烂，薄切，研精羊肉，分为四度，加米煮粥，空心食之。或共羊肉作羹服，极补虚损，胜于补药。

天门冬

加茯苓等分为末，服方寸匕，日再服，大寒时单衣汗出。服天冬法，不计多少，去心皮煮之，去渣作，再煮作胶，每服用米饮或白汤解服二匙，日三服，不绝，甚益人。延年益寿，大有奇功。

枸杞子

治眼风障，赤膜昏痛：取药捣汁，注目中，妙。

治暴赤痛眼：用枸杞汁点之。

一方：枸杞子酒，主补虚长肌肉，益颜色，肥健人。又能去劳热：用枸杞子五升，好酒二升，研搦勿碎，浸七日，去渣

---

① 馎饦（bó tuō 伯托）：古代的一种面食。

饮之。初以三合为始，后即随量饮之，有奇效。

金髓煎：枸杞子不计多少，逐日旋摘红熟者，拣去蒂令净，便以无灰酒于净器浸之，以两月为限，用蜡纸紧封密，勿令透风，浸至两月，用新竹器漉出，旋于砂盆内研令碎烂，细布滤去渣不用，将前浸药酒并滤过，药汁搅匀，入银锅内，慢火熬成膏，不住手搅，勿使粘底不匀。候稀稠得所①，倾出，用净瓶盛之，勿令泄气。每早晨及临卧时，温酒下二大匙，百日中身强体健。积年常服，可以羽化。入生苄汁同浸熬，尤妙。

柏　实

治恍惚虚损，历节腰间重痛，益血止汗，久服润容色，耳目聪明，不饥不老，延年益寿。

柏　叶　仲景方。

治吐血不止者：柏叶汤主之。青嫩柏叶一把，干姜三片，阿胶二挺、锉炒，三味以水二升，煮一升，去渣，别绞马通汁，取一升，柏□②和合，煎取一升，绵滤净，一服尽之。

治汤火伤，止痛，无瘢痕：采叶生杵令极烂如泥，冷水调作膏，以贴患处。

治男妇小儿大肠下黑血，或茶脚色，或脓血如靛色，所谓虫痢：取柏叶焙干为末，与川黄连二味，同煎汁服之。

治杖疮：采柏树嫩叶，烘干，研罗为极细末，用鸡子清调涂。待药干又上，不过三四次愈。

黑附子

治疔肿盛：用附子末，醋调涂之，干即再涂。

---

① 得所：适当，适宜。
② □：原本脱，疑为"汤"字。

治口噤卒不开：用附子末内管中，撬口吹入喉即苏。

治卒忤停中，不能言，口噤者：用附子末吹入舌下，愈。

大　黄

治产后恶血冲心，或胎衣不下，腹中血块等症：用锦文大黄一两，为细末，好醋半升，同熬成膏，丸如梧桐子大。患者用温醋七分，煎化五丸服之，良久下。

又治马坠内损：同上。

解风热积热风壅，消食、化气、导血，大解壅滞：用大黄四两，黑丑四两，一半生。一半熟，为末，炼蜜丸梧桐子大。每十五丸，茶下。若要微利，吃十五丸，冬月最宜用，并不搜搅人。

半　夏

治产后血晕绝：半夏一两，为末，冷水和丸如豆大，内鼻中即愈。扁鹊法也。

治蝎螫人：取半夏水研涂之。

卒死：以半夏末如大豆许，吹入鼻内即苏。

贝　母

治胞衣不出：取贝母七枚，为末，酒下。

消痰润心肺，止嗽：用贝母为末，和沙糖为丸，含之。

治难产：作末服。

下乳汁三母散：牡蛎、知母、贝母，为末，用猪前蹄煮汤调下。

治六畜恶疮：用贝母烧灰敷之。

知　母

治妊妇月未足，似欲产，腹中痛：用知母二两为末，蜜丸梧桐子大，不拘时米饮下二十丸。

三　棱　洗乳方，妙。

下乳汁：取京三棱三个，水二钟，煎至一钟，洗乳取汁为度。

延胡索

治产后诸病，或月经不调，腹中结块，崩中淋露，产后血晕，暴血冲心，因损下血：或酒磨服及煮服。

治产后恶露未尽、腹满痛：延胡索末和酒服一钱，立止。

治心痛：玄胡为末，酒调服。

补骨脂

治劳伤虚冷，髓败精流，腰膝痛，逐诸冷痹，止小便利，兴阳，明目，及妇人血气堕胎等症；用故纸十两，酒洗，杵为细末；用胡桃肉二十两，汤浸去皮，细研如泥，入好蜜及前药末，搅匀，以磁罐盛之。每日以温酒二合，调药一匙服之，更以饭压之，久则自添精髓，悦心明目。忌食芸薹。

木　瓜

治脐下搅痛：木瓜一两，片桑叶七片，大枣三枚，水二升，煮作半升，顿服。

金钟花　一名七叶黄荆。

治热淋，服诸药不效者：用金钟花十数枝，枣七个，同煎服。

合　欢　一名合昏，一名夜合。疑即今俗云瞎梅条也。

治胸中甲错，是为肺痈，黄芪汤主之：取夜合皮一片，掌大，水三升，煮取半，分服之。

治小儿撮口病：取夜合花枝浓煮汁，拭口并洗。

治打损疼痛：取花为末，酒调服二钱。

桑白皮

治脚气痛肿：煎汤洗之。

治鬓发堕落者：白①二升，以水淹浸，煮五六沸，去渣，洗沐其发，自然滋润不落。

治口疮：用桑汁拭净洗。

治产后下血不止：炙白皮煮水饮之。

治血露不绝：锯截桑根，取屑五指撮，取好酒服之。

止金疮痛：桑柴灰研敷患处。

治蜈蚣及蜘蛛咬：取汁敷之。

治小儿鹅口：取汁调胡粉敷之。

治小儿舌上生疮如粥：取汁搽之。

小儿重舌：煮汁涂乳令饮之。

治坠马伤损：水煎此成膏，贴之散血。

桑　叶

止霍乱，止渴：取叶炙，煎汤饮之。

去手足风痹：用夏秋再生之叶，煎汤洗之。

治青盲眼：正月八、二月八、三月六、四月四、五月五、六月二、七月七、八月二、九月十二、十一月□②、十二月晦日③，用桑柴灰一合，煎汤洗之。于器中沉极清，搌④去脚，稍

---

①　白：此指桑白皮。

②　□：原本脱。

③　晦日：农历每月最后一天。

④　搌：无此字，据文义，疑为"滗"字俗写。滗，挡住水中物而倒出的水液。

热洗之。如觉冷，重汤煮令温热得宜，洗之。

竹 沥

治妊妇苦烦，此子烦也：竹沥不拘多少，细细服之。

产后血气暴虚汗出：竹沥三合，微温服之。

妊妇误有失坠，忽推筑①橥②疼痛：用新青竹茹二合，好酒一升，煮茹三、五沸，分三度服。

中风口噤：服淡竹沥一升。

鬼 箭

治恶疰心痛不可忍者，用鬼箭。或卒暴心痛，或中恶气毒痛，大黄汤亦用鬼箭，皆大方也。

诃 子

治痢后急痛，产后阴痛：和蜡烧熏，及煎水洗。

仲景治气痢，用十枚面包煨，令面黄熟，去面去核，细研为末，和粥饮顿服。

又方，治痢：诃子、陈皮、厚朴等分，蜜丸梧桐子大，每服二十丸。

又方，治赤白下痢，诸药不效，久转为白脓：用诃子三个，上好者两枚③炮取皮，一枚生取皮，为末，以沸浆水调服。淡水亦得。若清水痢，加甘草末一钱；若微有脓血，加二钱。

治痰嗽，咽喉不利：含随风子一二枚，效。即诃子末熟、随风落者。

---

① 筑：捣土的杵。

② 橥（zhū 猪）：拴牲口的小木桩。

③ 上好者两枚：原脱，据《证类本草》诃黎勒条补。

枳　壳

治远年、近日肠风下血：烧存性为末五钱，羊胫骨烧存性末三钱，浓米饮调，五更空心初一服。约如人行五里，再一服，当日见效。

治难产瘦胎散，昔胡阳公主方：枳壳四两，甘草二两，为末，每大钱一匕，如点茶服。自五个月后，一日一服，至临月易产，仍除产后诸病。

乌　药

治阴毒伤寒：用乌药子一合，炒令黑烟起。投于水中，煎三五沸，服一大钟，汗出回阳，立差。

益智子

治夜多小便者：取二十四粒，碎，入盐同煎服，有奇效。

何首乌

治软骨风腰膝痛，不能行步，遍身瘙痒：用大首乌有花纹者，同牛膝锉，各一斤，好酒一升，浸七日夜，晒干，于木臼内杵末，炼蜜丸，空心酒下三五十丸。

桂

治九种心痛妨闷：用桂心半两为末，酒一盏，煎至半盏，去渣温服。

治寒疝心痛，四肢逆冷，全不欲食：用桂心二两、去皮，为细末，不时热调下一钱。

治卒中恶心痛：桂心八钱，锉，水四升，煮取一升，分二服。

治卒心痛：桂心八钱，水四升，煎至一升，分三服。

治心腹俱胀痛，短气欲死或已绝：用桂一两、锉，以水一升二合，煮取一升，顿服。如无桂，用干姜代之。

治外肾偏坠肿痛：桂心末和水调方寸涂之。

杜 仲

治卒患腰脚疼痛，补肾：用杜仲一两，去粗皮，酥蜜炙微黄，锉，水二钟，煎至一钟，去渣，用羊肾一对，细切去脂膜，入药汁中煮，次入薤白七茎，盐、花椒、姜醋、如作羹食法，空心服之。

五加皮

治灶火丹从两脚赤起者：用五加叶、根烧作灰，五两，取煅铁器槽中水调涂。

细 辛

得当归、芎䓖、芍药、白芷、牡丹、藁本，共疗妇人诸疾。

得决明、鲤鱼胆、青鱼，共疗目疾。

黄 连

治目卒痒痛：黄连末浸乳汁，点目眦，止。

治痢：香连丸，黄连、青木香，等分为末，白蜜丸梧桐子大，空心米饮下二三十丸，日再服，如神。

治痢，里急后重：宣连一两，干姜五钱，每服一钱半，空心温酒下，神妙方。

治赤热痢久不止：鸡子白调黄连末为丸，每饮汤下十丸，服三十丸即差。

治下痢脓血如鸡子白，日夜无度，绕脐痛者：黄连末一升，酒五升，煮取一升半，分再服，脐下当小搅痛即差。未效再服。

治暴痢赤白如鸭肝，痛不可忍者：黄连、黄芩各一两，水一升半，煮至一升，分三服，热吃，冷即凝矣。

胡黄连

治伤寒劳役，大小便赤如血色者：胡黄连一两，山栀子二两、去皮，入蜜五钱，拌栀仁炒令微焦。杵为末，用猪肠汁和丸梧桐子大，每用生姜一片，乌梅一个，童便三合，浸半日，去渣，食前服。

牛 膝

治小便不利，茎中痛欲死；兼治妇人血结腹坚痛：用一大把，并叶酒煮饮之，立效。

治消渴不止，下元虚损：牛膝五两、细锉，生地黄汁五升，昼晒、夜浸，汁尽为度，蜜丸梧桐子大，虚心温酒下三十丸。久服壮筋骨，驻颜黑发，生精液。

治竹木刺肉中不出者：生牛膝茎杵烂，涂之即出。

治金疮痛：生捣敷之。

治恶疮：用生牛膝根捣烂敷之。

治牙痛：牛膝根烧灰致齿间。

干 姜

治卒心痛：干姜末，米饮调下一钱。

治水泻无度：干姜末，米饮下一钱。

治咳嗽气结胀：干姜末，酒调下一钱。

治头旋眼眩：同上，立效。

治寒痢、下青色：切干姜如豆大，米饮吞六七十粒，日三夜一，累试有效。

治血痢神妙方：干姜烧存性，待冷为末，米饮下一钱。

良　姜

治腹痛不止：但嚼食亦效，煮服尤佳。

治冷气心腹痛：良姜酒煎，温服。

治心脾痛：良姜细锉，微炒，杵末，米饮下一钱。

茵陈蒿

治遍身风痒、生疮疥：茵陈煎汤洗之。

苍耳草　一名喝①起草。

治一切疔痛：苍耳根、茎、叶烧灰，以醋泔淀和如泥，涂之，干即易之。不过十度，即拔出其根也。

又方：烧灰，和腊猪油敷疔肿。

治热毒病攻手足，卒然肿痛欲脱：取苍耳汁渍之。或捣敷之。

治妇人血风攻脑，头旋闷绝忽死，忽倒地不知人事者：用喝起草，取其嫩心，阴干为末，以常酒服一钱，无时，其功大效。此药善通顶门。

治毒蛇伤，并射工沙胀、风疾等伤，眼黑口噤，手足强直，毒攻腹内成块，逡巡不救者：用苍耳嫩叶一握。捣取汁，温酒和灌之。将渣厚敷患处。

葛　根

治妊妇热病心闷：葛根汁二升，分三服。

治心热吐血不止：取生葛根汁大半升，顿服之，立差。

治血崩：取葛根自然汁服之。

---

① 喝：原作"唱"，形近之误。喝起草为苍耳之异名。

瓜蒌

下乳汁：取瓜蒌子洗净，控干，炒令香熟，瓦上擪①，令白色，为末，酒调下一匙，合面卧少时。

又产后无乳汁：捣瓜蒌末，井花水调服方寸匕，日二服，夜流出。

治乳痈肿痛：瓜蒌黄色、老大者一枚，熟捣，以白酒一斗，煮取四升，去滓温一升服，日三服。若无大者，小者可用二枚，黄熟为止。

艾叶

治产后泻血不止：取干艾叶五钱炙熟，老生姜半两，浓煎汤服。

土瓜根

此药蔓生，叶似瓜蒌而圆，无叉缺，子如弹丸，生青熟赤，无棱。《礼记》云"王瓜生"，即此物也。不入大方，止可单用。一名落鸦爪。其根亦似瓜蒌根而小耳。

治黄疸变成黑疸：用土瓜根杵汁一小升，顿服，当有黄水自小便中出而愈。未出更服。

治小便不通：取生土瓜根杵汁，以少许水解之筒中，吹下部取通。

一方，下乳汁：土瓜根为末，酒服一钱，日三服。

治小儿发黄：生捣汁三合与服，不过三服效。

汉防己

治肺痿咯血多痰：防己、葶苈，等分为末，糯米饮调下

---

① 擪（xié 胁）：击也。

一钱。

治服雄黄中毒：用防己汁解之。

红 花

治产后血晕危绝，不识人事，烦闷：红花三两，新者佳，无灰酒半升，童便半升，煎至一大盏，去滓候冷，顿服之。新汲水煮亦佳。

防 风

治破伤风：防风、南星，等分为末，每用三匙，童便煎服。

治崩中：防风去芦，炙赤色为末，每二钱面糊，酒调下。旧云：此药累经有验。

车 前

治尿血：取车前草杵汁五合，服之。

治暴泻：车前子末二钱，米饮下。

治内障眼久不差者：用车前子、干地黄、麦冬，等分为末，蜜丸服。

灵 仙

治腰脚痛：灵仙末，空心温酒下一钱，逐日微利为度。

酒浸研末、糊丸亦可。

蒲 黄

治产后血不下：蒲黄三两，水三升，煎一升，顿服。

治月日未足欲产者：用蒲黄加枣许，井水服。

治产后下血过多，虚羸欲死：蒲黄三两，水二升，煎取八合，顿服妙。

治丈夫阴下湿痒：蒲黄掺之良。

治吐血、唾血：用炒蒲黄一两，温酒或冷水调下三钱。

治小儿吐血不止：蒲黄细研，生地黄汁调下半钱，量小大加减服之。

金沸草 一名旋覆花。

治金疮，斫①断筋者：杵旋覆根汁滴疮中，仍用渣敷疮上。半月十五日，断筋复续。

治金疮止血：捣其苗敷疮。

蛇床子

治小儿癣：杵床子末，猪油调涂。

治产后阴脱，蛇床子绢袋蒸熨之。亦治阴户痛。

一方，温中坐药：蛇床仁为末，以白粉少许和匀，丸如枣大，内入之②，自然温矣。

瞿　麦

治石淋：取子为末，酒服方寸匕，日三服，三日当下石。

治难产或死胎：以瞿麦浓煮汁服之。

茴　香

治卒中恶，心腹中不安：取茎、叶煮食即愈。将酒良。

治干湿脚气，并肾劳疝气，膀胱冷气痛，阴痛，开胃下食，入药炒用。

丁　香

治干霍乱，不吐不下者：用丁香十四枚为末，热汤一升调，顿服。未效，再一服愈。

---

① 斫（zhuó浊）：用刀、斧等砍削。
② 内入之：《证类本草》蛇床子条作"绵裹内之"。

治妒乳、乳痈：水调丁香末方寸匕服。

治乳头破裂：捣丁香末敷之。

治伤寒噦哕不止：丁香、干柿蒂，等分焙研为末，每服一钱，煎人参汤下，无时。

没 药

治妇人内伤及血晕脐腹疗①刺痛者：没药一味，研细，温酒调服一钱。

治折伤、马坠，推陈致新，能生好血。凡服皆须研末，以热酒调服效。

治堕胎，心腹俱痛，及野鸡②痔漏，产后血气痛，并宜丸散中服。

枫乳香③

治吐血不止：用此香不拘多少，为细末，每服二钱，新汲水调下，有效。

南木香

治痢：木香方圆一寸许，黄连半两，水半升，同煎干，去黄连，只薄切木香焙干为末。三服，第一陈皮汤，第二陈米汤，第三甘草汤调下。昔一妇人患痢将死，梦观音授此方，服之效。

檀 香

治心气痛、霍乱，肾气腹痛：浓煎服。

---

① 疗（jiǎo 脚）：同"疝（jiǎo 脚）"，腹中绞痛。
② 野鸡：痔疮的别名。
③ 枫乳香：《证类本草》作"枫香脂"。

郁　金

治尿血不定：以一个杵为末，加葱白一握，水一盏，煎至二分，去渣温服，日二次。

百　部

治嗽：用百部根、生姜汁二味搅汁，同煎二合服。或单用有百部汁煎如饴，服之亦效。和蜜服尤佳。

酸　枣

治胆虚，睡卧不安，心多惊悸：用酸枣仁一两，炒令香熟为末，每二钱，竹叶煎汤调下，不拘时温服。

治骨蒸劳，心烦不得眠：用酸枣仁二两，水二大盏，研绞取汁，下米二合煮粥。候熟，入生地黄汁一合，更煮一二沸，不时服。

牡　荆　即黄荆也。

治心虚惊悸不定，羸瘦：取荆沥二升，慢火煎至一升六合，分四服，日三夜一。出《集验方》。

治喉肿疮：含荆沥，徐徐咽之。

治赤白痢五六年者：取如擘大荆，烧取沥，服五六合差。

治九窍出血：取荆叶捣汁，和酒服二合。

治蛇毒：取荆叶捣疮肿上。

治赤白带下：取子炒研为末，酒调下二钱。

治乳痈：取子；擂酒敷之。

苦楝根　音练。生子者为雌楝，可服。不生子为之雌楝，吐泻杀人，不可误服。

治蛲虫攻心如刺，吐清水：取东引根锉，水煮浓赤黑色，以汁合米煮作糜，隔宿勿食，来旦服一匕为始，少时再食一匕半糜，便下蛲虫为验。

苦楝皮

治小儿蛔虫：用楝树皮去粗、留内嫩皮，水煮汁饮。量大小进服效。

治蛔虫咬心痛：用苦楝皮煎汤服。

治五种虫痛：以苦楝皮取粗焙干为末，米饮下二钱。

枳　实

仲景治心下坚痞，大如盘者，枳实白术汤：枳实七枚，白术三两，水一斗，煎取三升，分三服，腹中软即消。

苘　实　即蒨麻子。

治结热痈肿无头者：吞一枚即破。

治赤白痢：用苘麻子一两，炒令香熟为末，以蜜浆下一钱。不过再服。

水　蓼　主治方与天蓼同。

治蛇毒入内、心闷：绞汁服。治蛇伤，捣敷之。

治脚气浮肿：水煮浸洗，消之。

治脚痛成疮：煮蓼汤，令温热相宜，频频淋洗，候干自愈。

芦柴根

治呕哕：用芦根切二三升，水一斗，煮取四升，分四服，入童便尤佳。

治五噎，心膈气滞烦闷，吐逆不下食：用芦根五两锉，以水三碗，煮取二碗，去渣，不拘时服。

治食马肉中毒：捣芦根汁，饮一大盏，兼作汤浴。

蓖麻子

治疠风，手指挛曲，节间痛不可忍，渐至脱落者：用蓖麻子一两，去皮，黄连一两，锉如豆大。以小瓶入水一升同浸，春夏三日，秋冬五日，后取蓖麻子一枚，擘破，面东以浸药水。平旦时时服，渐加至四至五枚，微利不妨。瓶中水少更添。能逐恶风，云累累有效。

治脚气，从足至膝胫肿痛，连骨痛者：用叶切蒸软薄，裹之，日二三易即消。

治肿毒疼痛，不可忍者：捣蓖麻仁敷之。

治汤火伤：蓖麻子、蛤粉，等分为末，研膏，汤泡损油调①，火烧水调涂。

治小儿丹瘤：用蓖麻子五粒、去皮，研入面一匙，调涂之。

牵　牛

治水气②遍身浮肿，气促，坐卧不得：用牵牛子一二两，微炒捣末，乌牛泉浸一宿，入葱白一茎，煎十余沸，去渣，空心分为二服。水从小便中出愈。

丹溪云：凡饮食劳倦、痞块等症，皆血受病，以此泻之，是血病泻气，使气血俱虚，损其所伤，泻其元气，损人而不知也。《经》云：毋盛盛、虚虚，绝人长命，此之谓也。

罗谦甫云：牵牛泻气之药，非苦寒之剂。血热泻气，差误已甚。若病湿胜，湿气不得施化，致大小便不通，则宜用之耳。湿去其气周流，所谓五脏有邪，更相平也。《经》所谓一脏不

---

①　汤泡损油调：《证类本草》蓖麻子条作"汤损用油调涂"，于义见长。

②　气：原作"泻"，据《证类本草》牵牛子条改。

平，所胜平之。火能平金而泻肺气者也。

商 陆

治水肿：白者六两，取汁半合，和酒半升，看人大小，量度与服，与利下水差。

又治水肿不能服药：用白商陆一升，羊肉六两，水一斗，煮取六升，去渣，和肉、葱、豉作臛，如常法食之。

芦柴根

治食犬肉不消，心下坚或膜胀，口干或发热妄语：煮芦根饮之，效。

治伤寒胸中有热者：煮汁服。

治霍乱：用芦花浓煮汁服。

木 贼

治肠痔多年不差，出血不止者：用木贼、枳壳各二两，干姜一两，大黄一分，上四味锉一处，炒黑色，存三分性，为末，温粟米饮调食，煎服二钱。

木鳖子

治妇人乳痈及男、妇肛门肿痛：煎汤薰洗，及洗痔良。

巴 豆

治腹大动摇水声，皮肤黑色，名曰水蛊：巴豆九十枚，去心皮，炒令黄色，捣丸如小豆大，每水下一丸，小利为度。勿饮酒。

治箭镞入骨不可拔：取巴豆微炒，与蝼蝈同研，涂伤处，须臾痛定微痒，忍之，待极痒不可忍，便拔出之。后速以生肌膏敷之。

青蒿

生按敷金疮，止血止痛长肉，立差。

白及

治鼻衄不止：用白及为末，津液调涂山根上，立止。

又嚼涂手足折，极治痛肿恶疮死肌。

又治金疮，功效极多。

大戟

凡使大戟，勿用附生者，令人泻不禁。

治瘾疹风及风毒脚肿：并煮水热淋，日再即止。

治水病无问远近，虽复脉恶候，用大戟、当归、陈皮各一两，切，以水二大升，煮取七合，顿服。利下水二斗，勿怪。至重者不过再服便差。水下后更服，永不发。忌毒食一年。

茵芋

治贼风手足枯痹拘挛：用茵芋、附子、天雄、乌头、秦艽、女萎、防风、防己、羊踯躅、石南、细辛、桂心各一两，共十二味，锉，绢袋盛之。无灰酒一斗浸之。冬七日，夏三日，春秋五日。药成，少煮片时。初服一合，日渐增之，以微痹为度，不宜顿服。

南星

利胸膈，散血堕胎。

除麻痹，下气，破坚积，消痈肿：摩敷甚效。

羊蹄根

治癣：取汁调腻粉少许如膏，涂癣上，三五即愈。如干，用猪油调涂。

家苎根

安胎，贴热丹效。

沤苎汁饮，主治消渴。

清苎汁与产妇温服，破血。

用苎与产妇枕头，止血晕。

产后腹痛：以苎安腹上即止。

蚕咬人，毒入人肉者：取苎汁饮之。今人以苎近蚕种则不生也。

治胎动欲堕，腹痛不可忍者：苎根二两，银五两，酒水各一盏同煎，不拘时分二服。

胎动不安：取苎根如足指大者一尺，锉，水五升，煮取三升，去渣服。

治妊妇忽下黄汁如胶，或如豆汁：取苎根二升，去黑皮，以银一斤，水九升，煎取四升，每服入酒半升，或一升，煎药取一升，分作二次服。

治痈疽发背初起，未成脓者：以苎根、叶熟杵敷之，日夜数换，肿消愈。

治白丹：用苎根三斤，小豆四升，水二斗，煮以浴。日三四次浸洗，妙。

治痈疽发，或乳房发，初起微赤，不急救即死：捣苎根敷之，数易之。

治五种淋：用苎麻两茎打碎，水一碗半，煎取半碗，顿服即通，大妙。

芭蕉油 　即芭蕉中汁水也。

性冷无毒，治头风热，止消渴，汤火疮。

治暗疾风朦，痫病涎作、昏闷欲倒者：饮之得吐便差，极有奇效。

金星草　此草叶长二尺。出《本草》。

治发背痈肿结核：用叶半斤，和根锉，酒五升，银器中煎至二升。五更初顿服。

海金沙

治小便秘：用海金沙一两，腊面①半两，二味研极细末，每服三钱，生姜甘草汤下。未通再服。

松叶、松节、松脂

治断②历蠹③，齿根暗黑：松节烧灰揩擦之。

治历节风，四肢疼痛如解：松脂二十斤，酒五斗，渍三七日，服一合，日进五六服。

又松节酒：主历节风。

治历节风：松叶捣取一升，酒三升，浸七日，每服一合，日三服。

槐　子

古方明目黑发，用槐子于牛胆中浸，阴干百日，食后吞一枚，十日身轻，三十日发白变黑，百日内通神。

治女人子脏急痛：取槐捣汁，铜器内熬，令可作丸子如鼠屎，内阴窍中，三易愈。

取用槐子法：以相连多为好。十月巳日采之，以新盆盛之，

---

① 腊面：《证类本草》海金沙条作"腊面茶"。
② 断：疑为"蚵"，"龈"之俗字。
③ 蠹（dù 度）：蛀蚀器物的虫子。

合泥百日，皮烂为水，取子服之，令脑满发不白而长生。合泥百日，似未善也。

又云：去单子并五子者，只取两子、三子者。凡使用铜槌捶之令破，入乌牛乳汁内浸一宿，蒸过用。前法不如此法为良。

槐　枝

治崩中赤白带下，不问远年近日：槐枝烧灰，食前酒下方寸匕。

治阴疮及湿痒：取北向不见日槐枝一大握，水二盏，煎一盏，洗三五次。汤冷复暖之。若涉远，恐冲风，即以米粉扑之，效。

榖树汁

治蛇伤并犬咬：用榖①树汁合朱砂为丸，名五金胶漆。

干　漆

治九种心痛及腹胁积聚滞气：干漆二两、杵碎，炒烟出，细研，醋煮面糊为丸，如梧桐子大，每五丸至七丸，热酒或醋汤下，计②时服。

治女经不行及诸癥瘕等症。

室女万瘕丸：干漆一两，为粗末，炒令烟尽，入牛膝末一两，以生苧汁一升，入银器内熬，候可丸如梧桐子大，每服一丸至三五丸，以通利为度。

金樱子煎

经霜后取来，微杵去刺，勿损皮，擘为两片。去其子，以

---

① 榖树：即楮树。
② 计：《证类本草》干漆条作"无"。

水淘洗过，烂捣，入大锅内，以水煮之，不得绝火。煎约水耗半，取出澄清滤过，再煎似稀饧。每服一匙，温酒一盏调下，其功不可尽述。

又有将金樱子榨取油者，尤佳。为之卤樱糖。

一方，用此糖和芡实为丸，名水陆丹，益补真元，甚妙。

益母草

治妇人赤白带下：取益母花为末，每二钱，食前温汤送下。

治产后血晕心痛绝：取益母草研绞汁，服一盏妙。

治面上风刺：烧益母草灰，和面汤溲烧之以洗面。

景天草

治小儿赤游风行于身，至心即死：杵生景天草敷疮上。

治烟火丹从背起者，或两胁及两足赤火者：景天、真珠末一两，捣和如泥，涂之。

治萤火丹从头起：用慎火草杵和苦酒涂之。

酸浆草　一名三叶酸浆。疑即螳螂草也。画形亦似螳螂草。结子成房，房内有子，黄色可食。味酸微苦。

治卒患热淋遗沥，小便赤涩疼痛：取酸浆草嫩者杵汁，搅汤温暖，空心服。

粟　米

治翻胃，食入即吐者：杵粟米为粉，水和，丸梧桐子大。每服七枚，烂煮，内醋中细吞之，得下便已。面亦得用之。

油　麻

治心痛，无问冷热：服生芝麻一合即愈。

茄

治冻脚疮：用茄根茎叶煎汤渍洗。

子：可摩醋敷痛肿。

糯 米

补中益气。止霍乱吐逆：取米一合，清水研一合，饮之立止。

蓝 靛

治时热毒，心神烦躁：用蓝靛半大匙，新汲水调服。

治口唇生疮，连年不瘥：以八月蓝叶一斤，捣汁浇之，不过三日瘥。

治自缢死：以蓝汁灌之。又极须安定其心，徐徐缓解其索，慎勿割断其索，抱取，心下尤温，刺鸡冠血滴入口中即活。男雌女雄。

苦 苣

取茎中白汁，敷疔肿出根。取汁滴痛上立溃。杵茎叶敷蛇咬患处。

马齿苋

治疔肿：先炙之，次取马齿苋捣和梳垢，封疔肿。又烧灰和醋，亦可封疔疮。取汁服，□□下恶①，去寸白虫。

可煎为膏，涂白秃。

主治三十六种风结疮，以一釜煮澄，入醋三两重煎成膏，涂疮上。尔服之。

---

① □□下恶：《证类本草》马齿苋条作"当利下恶物"。

止痢，治腹痛：取马齿苋细切，煮粥食之。

治翻花疮：用马齿苋一升，烧灰，研猪脂调敷。

治小儿脐疮久不瘥者：烧叶末敷。

治小儿血痢：取生马齿苋绞汁一合，和蜜一匙，空心饮之。

小儿火丹太甚者：杵马齿苋敷之，日二三次。

治产后血痢及大小便秘，脐腹痛：生马齿苋汁二三合，煎一沸，入蜜一合搅服。

白盐梅

治伤损诸疮，止血生肌无瘢痕，绝妙圣药。凡取盐梅，带核杵之如泥，入竹筒收之。遇大破，即填之；小破则敷之，极妙。

木　瓜

治脐下绞痛：用木瓜一两片，桑叶七片，大枣三枚，水二升，煮作半升，顿服。

犀　角　《十书》方。

治蓄血症，咳血、吐血、咯血、唾血、衄血、下血等症。上焦蓄血，犀角地黄汤；中焦蓄血，桃仁承气汤；下焦蓄血，抵当汤。三法的当，后之用者，无以复加焉。

治小儿惊痫，嚼舌，仰目①，不省人事：以犀角末半钱匕，水二大合，服之立效。

羚羊角

治伤寒热毒下血：羚羊角为末，服之即差。

---

① 嚼舌，仰目：原作"爵舌，抑目"，据《证类本草》犀角条改。

虎　睛

治小儿惊痫：以虎睛一豆许，火炙为末，水和服之。

鹿　茸

补男子腰肾虚冷，脚膝少力，梦遗精滑，女人崩漏：炙为末，空心温酒下方寸匕。

亦治赤白带下，入散用。

鹿　角

治女子胞中余血未尽欲死者：以清酒调鹿角灰方寸匕，日三夜一服。

治恶疮痈肿热毒：醋摩敷。

治脱精尿血，梦与鬼交：并水磨服。

治蠼螋尿染疮：烧鹿角末，以苦酒调涂。

治小儿疟：用生鹿角为细末，临发时以乳调一字服。

治肾虚腰痛甚者：鹿屑二两，炒令微黄，研末，空心酒调服方寸匕，日三二服。

治妊妇卒腰痛：用鹿角五寸烧红，内酒一升浸之，冷，又烧赤淬之。如此数次，研为细末，虚心酒调方寸匕服。

亦治男子卒腰痛。

鹿角胶

治肺破出血：用鹿角胶末一钱，酒调服。或嗽血不止：以水胶末三钱，沸水化开，放冷服。

阿　胶

治孕妇无故卒下血不止：阿胶三两，捣末，酒一升，煮化一服。

又方：用阿胶二两为末，生芐半斤，取汁入清酒一升，绞汁分三服。

羊 乳

治卒心痛：温服之。

治小儿舌肿：羊乳汁饮之效。

治蜘蛛咬：一□①生丝：羊乳饮之。

治人被蜘蛛咬，腹大如孕妇者：饮羊乳平之。

醍 醐

治中风烦热，皮肤瘙痒：用醍醐四两，每服酒调下半匙。

治一切肺病咳嗽，脓血不止：好酥五斤，熔一二遍，停取凝，当出醍醐。服一合主差。

乳 腐

治赤白痢：将乳腐细切如豆，以面拌醋浆水煮二十余沸，小儿患，服之尤佳。

马 通②

剥马被骨刺破，中毒欲死：取剥马腹中粪及马尿洗，以粪敷之，大有效。

治毒热攻手足肿痛：煮马粪汁渍之。

治吐血不止：白马粪烧灰，研水搅汁一升服。

治马咬人，或刺破疮，及马汗入疮毒痛：马粪烧灰敷，或尿洗亦佳。

---

① 一□：《证类本草》羊乳条作"遍身"。

② 马通：原作"马下"，据下文方剂内容改。即马粪。

麝 香

治疟：用麝香少许，研京墨书额上，去邪辟魔。

治鼠咬人：用麝香封患处，帛束之。

治蚕咬人：麝香细研，蜜调涂之。

治令人易产：用麝香一钱，研水服。

牛 黄

治初生儿噤口：以牛黄少许，细研，淡竹沥调下，更以猪乳点口。

狗

治女人赤白带下不止：用狗头骨烧灰为细末，虚心温酒调下一钱。孕妇忌食狗肉，令儿无声。

治脾胃冷弱，腹中积冷，胀满刺痛：肥狗肉半斤，同米、豆豉、盐等煮粥，频吃一二顿。

治下痢，脐下痛：用狗肝一具，同米煮，空心合蒜吃，椒、葱、盐、酱任用。

治浮肿小便涩，少精：肥狗肉五斤，熟蒸，空心食之，作羹亦可。昔刘太守女病左膝疮痒，花蛇杀取犬胆搽疮口，须臾有虫从疮上出，如蛇长三尺，病愈。

驴

治急心痛，绞连腰脐痛：取驴乳三升热服，立差。

治反胃：取驴尿一合热服。

野 猪

治令妇人多乳汁：取野猪脂炼令精细，以一匙和酒一盏，日三服，十日可供三四孩子。

狸 肉

治痔痛：用狸肉作羹，或作脯食，妙。

乏笔头

治难产：取乏笔头烧灰，藕汁同服。

男子交婚之夕茎痿：取灰调酒服。

猪

治冷泻久滑赤白，或乳妇下赤白：取肝一叶薄批，揾熟诃子末于肝上，微火炙，又揾之，又炙，又揾，尽半两末止。空心细嚼，陈米下。

治蛇入口，或并入七窍者：割母猪尾头，滴血口中即出。

治目盲：用猪胆一枚，熬之，可作丸子如米粒、黍米大。内一丸于眼中，食顷良。

治卒肿病，身面皆洪大：生猪肝一具，细切，顿食之。忌盐。

治疥：用猪油煎芫花涂之。

治蜈蚣入耳：以猪油煎肉令香，补①耳自出。

羖 羊

治金疮：用羊头骨烧灰，揾之止血。

治久痢劳痢：烧入药，和干姜、莨菪，焦炒见烟为丸，空心白汤下十丸。

牛犊子脐屎

治九窍出血：烧末服方寸匕，水调，乃是暴惊所之疾。初

---

① 补：疑"铺"或"傅"，音借，今例作"敷"。

生未食草者，预取之，黄犊为上。

鸡 子

治卒腹痛，下赤痢，数日不绝：以鸡卵一枚，取黄去白，内胡粉令粉满壳，烧成屑，酒服一钱。

治小便不通：取卵一个服之，不过三。

治久嗽结气：得麻黄、紫菀和服之，立效。

獭 肝

治鱼骨鲠，止久嗽：烧灰服之。

穿山甲 一名鲮鲤甲。

治五邪，惊悸，妇人鬼魅、悲啼伤①：烧之作灰，以酒或水和方寸其服。

治蚁瘘，治山岚瘴疟：烧敷之。

治痔漏恶疮、疥癣癞：烧甲末敷之。

治肠痔：烧甲末和肉蔻末少许，米饮调服。

治妇人奶痛不能忍：用甲炙黄为末，木通各一两，自然铜三钱生用，三味各为末，和匀，每服二钱，温酒下，无时。

治蚁漏：取甲十四片，炙黄为末，猪脂和敷。

治产后血气上冲心成血晕：川山甲用童便浸一宿，慢火炙黄为末，每一钱加狗胆少许，热酒调下，无时。

蝼 蛄 一名梧鼠，一名硕鼠，一名天蝼，一名蟊②。

治石淋，导水：用蝼蛄七枚，盐二两，同于新瓦上铺盖焙

---

① 悲啼伤：《证类本草》鲮鲤甲条作"惊啼悲伤"。

② 蟊（què 却）：当作"螜（hú 胡）"。《尔雅·释虫》："螜，天蝼"。郭璞注：蝼蛄也。

干为末，温酒调下一钱。

治十种水病肿满，喘促不得卧：蝼蛄五枚，干为末，食前汤调下一二钱，小便通，效。

卫 矛 一名鬼箭羽。

下乳汁：煮卫矛汁服，或烧灰水调服。

牡 蛎

主治诸恶疮疽，附骨疽，根在脏腑者，及历节肿，出疔肿，恶脉诸毒；用乱发、蛇皮、牡蛎，三味烧灰，酒服方寸匕，日三服。

治虫牙痛如空：用水煮牡蛎、细辛，等分含之，妙。

治风气客于皮，肤瘙痒不已：炙牡蛎、蜂房、蝉退为末，酒下一钱，日三服。

治小儿脐风湿肿，久不差：烧末敷之。

白 蜡 即蜜蜡。

治孕妇胎漏，下血不止，欲死者：以蜡如鸡子大，煎三五沸，好酒和服。

蜜

治卒心痛及赤白痢：水和蜜浆顿服一碗，止。加生姜汁尤妙。

治诸鱼骨鲠、杂物鲠：用好蜜稍稍服，令其自下。

治面鼾：取白蜜和茯苓末涂之，七日便差。

治产后热渴：炼蜜熟，温酒调服即止。

蚬 子

治阴疮：用陈壳烧灰为末，搌之。

止痢及反胃、失精：用陈壳烧灰，入药丸服。

治卒咳嗽不止：用白蚬壳不计多少，研极细末，每米饮调下一钱，日三四服。

蟹膏、蚯蚓

以蟹投漆中，化为水，又以蚯蚓破之、去泥，以盐涂之，化为水。主治天行热病及小儿诸热病、癫痫等疾，及涂丹毒，并敷漆疮有效。

土蜂窠

治肿毒及蜘蛛咬：将土蜂窠为末，醋和敷之。

琥　珀

治跌打、物榨，内有瘀血者：琥珀为末，酒调方寸匕服。

治金疮及弓箭伤，闷绝无所识：以琥珀研如粉，童便调服一钱，只三服愈。

雄　黄

治毒箭伤：研末敷之，沸汁出，愈。

水　银

取汞法：作炉，置朱砂于其中，下承以水，覆以盘器，外加火煅①养，则烟飞于上，水银流漏于下矣。

治心风秘：用汞一两，藕节八个，先研藕令细，次以汞同研成砂，丸如芡实大，每二丸，磨刀水下一二服，差。

治误吞金银首饰：以半两吞之，再服即出矣。

---

①　煅：原作"发"，义不明，据《证类本草》水银条改。

水银粉　一名汞粉，一名轻粉，一名峭粉。

治小儿吃泥土及瀼①肚：腻粉一分，沙糖和丸麻子大，空心米饮下一丸。良久，泻出土泥。

治血痢：腻粉五钱，定粉三钱，即铅粉，研匀，水浸蒸饼心少许，为丸绿豆大，每七丸或十丸，艾煎汤下。艾多尤妙。

腻粉注于水银粉下宜，即水银粉也，但不曰一名腻粉。

粉　锡　一名铅粉、胡粉、定粉、光粉、解锡，皆其名也。

治误吞银环及钗：用水银一两，分服之，钗便下。亦可用铅粉一两，研调之，分再服，食银令如泥也。若吞金银物在腹中，皆服之令消烊出之。

治耳后月蚀疮：用胡粉和土涂之。

治火疮：用铅粉、羊髓，和涂之。

秤　锤

治难产及胞衣不下，或恶血未尽腹痛者：并用秤锤烧红，淬酒热服。

锯　铁

治误吞竹木入喉者：用锯铁烧红，淬酒热服。

石　灰　一名煅石，一名石垩。

治产后阴不能合：浓煎汁熏洗。

百草霜　一名锅墨。

治中恶，心痛欲绝：取草霜半两，入盐一钱，热水研匀顿服。

---

① 瀼（rǎng 嚷）：肥也。

治心痛：以热小便调服二钱。

治逆生：以手中指取釜下墨，交书儿足下，顺生。

治舌卒肿，如猪①胞满口，难治，须臾便死：以釜墨②和醋涂舌上下，脱再涂之，愈。

黑　铅

乌髭、明目、牢齿牙：用黑铅半斤，锅内熔化，旋入桑条灰，柳木搅成砂，杵罗为末，每日匜牙，入温水漱在盂内，取其水洗脸，润肌肤、黑髭也。

赤铜屑

主治折伤，能焊人骨，及六畜有损者：取此细研，酒调温服，直入骨损处。六畜死后，取骨视之，犹有焊痕。熟铜不堪用，赤铜为佳。

《朝野集》云：昔定州人崔务，坠马折足，医者取铜末和酒与服，遂痊愈。及老亡后十余年，改葬，视其骨折处有铜焊之。此铜出武昌，打不裂者佳。

井底沙　至冷，治汤火伤。

治孕妇得时疫，令胎下伤：取井底泥敷心下。

凡人卧，忽不寤者，切勿以火照，照之杀人。但痛咬其踵及足拇指甲际，而多唾其面即活。又井底泥涂其目，毕，令人垂头于井中，呼其姓名便起。

梁上尘

治因忍小便久致转胞：取三指一撮，以水服之。

---

① 猪：原脱，据《证类本草》铛墨条补。
② 釜墨：即釜底墨，为杂草经燃烧后，附于锅脐或锅底部之烟灰。

治横生逆产：酒调方寸匕服。

治妒乳：醋和涂之，亦治阴肿。

治小儿头疮：先以皂荚汤洗头，后以油调尘涂之。

治自缢死者：取尘如大豆许，入于筒中，四人各一筒，同时极力吹入两耳、鼻中即活。

铅　霜　一名铅白霜。

消痰，止惊悸，胸膈烦闷，中风痰实，止渴解酒毒。

治室女月露滞涩，心烦恍惚：细研为末，每一钱，温地黄汁一合调下，或生地黄煎汤下亦可。

治鼻衄：用铅霜为末，新汲水下一字。

造铅霜法：以铅杂水银十五分之一，合炼作片，醋瓮中密封，经久成霜。

白瓷瓦屑

治鼻衄久不止：研为细末，用一剜耳许吹入鼻，立止。出定州者良，余不及。

芦　荟　波斯国木脂也。

治癣：刘禹锡著其方云：予少患癣，初在颈项间，后延上左耳，遂成湿疮。后用斑猫、狗胆、桃根，徒令螫蠚①，其疮转盛。偶遇一人，教用芦荟一两，研炙甘草半两为末，和匀，先以温浆水洗癣，用物拭干，二味敷之，立愈。

又方治癣②：先以盐揩匜令净后，以芦荟末少许敷之。

---

① 蠚（hē 喝）：蜂、蝎子等用毒刺刺人或动物。

② 癣：《证类本草》芦荟条作"蜑齿"。下文"揩匜"作"揩齿"。

头 垢

治中蛊毒及蕈毒：用米饮或酒化下，并以得吐为度。

治马肝毒杀人：取头垢一分，热水调下。

治竹木刺在肉不出者：用此涂之即出。

治伤天行病后劳复：含枣核一大丸，妙。

治痰疟：用此，择净乱发为丸梧桐子大，朱砂为衣，发日向东新汲水下五丸，得吐为度。

血 余

治转胞，小便不通，赤白痢，哽咽，衄血，痈肿骨疽，霍乱等症。

孙真人催胞衣不下法：用头发稍撩喉中，令恶心，其衣自下。

治大小便不通：以三指取发灰一撮，水调三服效。

煎膏散血，吹鼻止血。

治黄疸：烧灰水调服一钱。

治白淋：烧灰水调服。

月 经

治丈夫热病及女劳复，忽卵胞缩入肠，肠中绞痛欲死者：取女人经片烧灰，热水调方寸匕服。

治劳病：取室女经片烧灰，热水调服，效。

治霍乱困笃：取童女经片，和血烧灰，酒调服方寸匕。

治马血入肉，或被药箭所伤，将欲骨烂：以经血、屎汁涂之，愈。

治痨瘵，舌上生胎厚膜将毙者：取童女经片烧灰，热水调服方寸匕。

男子阴毛

主治毒蛇咬：急取阴毛二十条，口含，咽其汁，则蛇毒不入腹。出《证类本草》。

衣　带

治金疮未愈而交接血出不愈①：取与交妇人衣带二寸，烧，研末，水调服之。

---

① 愈：《证类本草》夫衣带条作"止"。

校注后记

《新刊药性要略大全》为丹波元胤亲见并录有序文的明清新安医籍之一。新安地区受历史、文化、经济、地理等诸多因素的影响，自古以来文风昌盛，明贤辈出，特别是兴盛于新安江流域的新安医学流派，医家辈出，医著宏富，有明清医学"硅谷"之美誉。新安地区山水幽奇，土地肥沃，气候温和，雨量充沛，自然生态环境得天独厚，蕴藏着丰富的中药材资源，新安医家在长期的临证实践中积累了丰富的药物知识，撰写了大批的本草著作，其中有代表性的如：元代吴瑞的《日用本草》，明代祁门陈嘉谟的《本草蒙筌》，清代汪昂的《本草备要》，清代程履新的《山居本草》，清代汪宏的《本经歌诀》等，其学术价值影响深远，为传播普及本草学知识作出了重大贡献。郑宁所处的明代嘉靖时期正是新安医学流派发展的鼎盛时期，在这样历史背景下，受当时新安医学流派浓厚的学术研究氛围的影响，他认为"盖尽心于君者，鲜克尽心于亲也。忠孝难以两全，于是役志于医，而干禄之心，日益淡焉"，从此弃儒从医，行医四十余年，致力于研究本草，终于编纂成《新刊药性要略大全》一书。

《新刊药性要略大全》全书共分 11 卷，卷之一为总论部分，总述药性理论的内容，包括药性阴阳论、服药法、归经、升降浮沉、引经及用药禁忌、十八反、十九畏、药性赋等。其中"诸品药性阴阳论"引自《珍珠囊补遗药性赋》之"药性阴阳论"，"用药阴阳法象"引自《汤液本草》之"东垣先生药类法象"，"古人服药法"引自《珍珠囊补遗药性赋》之"用药法"，"药性赋"篇和《珍珠囊补遗药性赋》之"总赋"基本一致。

由此可知，卷一在内容上主要是引述金元医家李东垣、王好古的本草著作，缺乏作者自己的见解。卷之二至卷之十为各论部分，从不同品类草木花卉部、金石贝壤部、人部、虫豸禽兽部分卷论述各药，共收录药物 706 味，其中卷之二 38 味，卷之三 56 味，卷之四 84 味，卷之五 78 味，卷之六 95 味，卷之七 93 味，卷之八 103 味，卷之九 22 味，卷之十 137 味。卷之十一另附太医院经验捷效单方 156 方。从药物总数来看，本书所收载的药物远远超过了《汤液本草》《珍珠囊补遗药性赋》等。但药物的选择稍显凌乱，有些药是同一物的不同部位，如莲子、莲花、莲须、莲叶、莲房等，又如槐花、槐实、槐胶、槐枝、槐叶、槐白皮、槐菌等。可见本书在药物选择上有欠妥之处。

　　本书成书于明代嘉靖二十四年乙巳（1545），早于李时珍的《本草纲目》（1578）的撰成之时几十年。全书共收载药物 706 味，为后世的本草学研究提供了丰富的资料。本草学著作不可避免地要引用前人的成果，郑宁曾因此而引来非议，本书刊行后不久，明代医家何柬在其著作《医学统宗·医书大略统体》中抨击郑宁，"斯人也，灾木之非可恕，而僭知医之罪宜诛"，认为本书乃剽窃抄袭之书。郑宁在编纂本书时确实引用了宋代唐慎微的《证类本草》、元代王好古的《汤液本草》等著作，但完全认为其为剽窃之作未免言过其实，书中不少内容具有创新性。郑宁对书中的很多药物都作了评述，并且记载了他本人的临床用药经验。此外，还摘录了他的一些友人所总结归纳的药物知识和经验，这些都是本书的精华内容所在，体现了本书的价值。

　　本书的编写体例也具有一定的特色，虽然目录中所载药物粗略看来是按照简单的自然分类法，即草木花卉部、金石贝壤部、人部、虫豸禽兽部，从药物的来源来进行分类。但是仔细研读可以发现，郑宁在编排药物的时候更多地考虑到了临床医生使用的方便，他将常用药物排在前面，将药性、形态、名称等类似的药物排在一起，从临床运用的角度考虑，可谓是独具匠心。

《新刊药性要略大全》一书刊行后不久即散佚到日本，因此没有能够得到后世医家的评述，但作为明代众多本草学著作之一，它不失为一部药物品种繁多、用药经验丰富的临床实用性较强的著作，值得借鉴和参考。

总 书 目

I

诊　　法

针灸推拿

本　草

方　书

卫生编

袖珍方

仁术便览

古方汇精

圣济总录

众妙仙方

李氏医鉴

医方丛话

医方约说

医方便览

乾坤生意

悬袖便方

救急易方

程氏释方

集古良方

摄生总论

辨症良方

活人心法（朱权）

卫生家宝方

寿世简便集

医方大成论

医方考绳愆

鸡峰普济方

饲鹤亭集方

临症经验方

思济堂方书

济世碎金方

揣摩有得集

瓯斋急应奇方

乾坤生意秘韫

简易普济良方

内外验方秘传

名方类证医书大全

新编南北经验医方大成

临证综合

医级

医悟

丹台玉案

玉机辨症

古今医诗

本草权度

弄丸心法

医林绳墨

医学碎金

医学粹精

医宗备要

医宗宝镜

医宗撮精

医经小学

医垒元戎

医家四要

证治要义

松厓医径

扁鹊心书

素仙简要

慎斋遗书

折肱漫录

丹溪心法附余